一本宝宝健康完全指南

12320
健康伴你行

12320 JIANKANG BANNIXING

宝宝成长 那些事

U0241006

江苏凤凰美术出版社

图书在版编目（CIP）数据

宝宝成长那些事 / 黄松明，于广军主编 . -- 南京：
江苏凤凰美术出版社，2024.4
（12320 健康伴你行 / 崔颖，殷伟东主编）
ISBN 978-7-5741-1084-7

Ⅰ . ①宝… Ⅱ . ①黄… ②于… Ⅲ . ①儿童 – 保健
Ⅳ . ① R179

中国国家版本馆 CIP 数据核字（2024）第 081957 号

责 任 编 辑 李春月
责 任 校 对 曹玄麒
责任设计编辑 贲 炜
责 任 监 印 张宇华　唐　虎

丛 书 名 12320 健康伴你行
分 册 书 名 宝宝成长那些事
丛 书 主 编 崔　颖　殷伟东
分 册 主 编 黄松明　于广军
出 版 发 行 江苏凤凰美术出版社（南京市湖南路 1 号　邮编：210009）
制　　　版 江苏凤凰制版有限公司
印　　　刷 南京爱德印刷有限公司
开　　　本 718mm×1000mm　1/16
印　　　张 10
版　　　次 2024 年 4 月第 1 版　2024 年 4 月第 1 次印刷
标 准 书 号 ISBN 978-7-5741-1084-7
定　　　价 36.00 元

编辑部电话　025-68155671　　印务部电话　025-68155658
邮箱　sumeijiaoyu@163.com　　营销部地址　南京市湖南路 1 号
江苏凤凰美术出版社图书凡印装错误可向承印厂调换

序

人民健康是民族昌盛和国家富强的重要标志。党的二十大报告指出，要把保障人民健康放在优先发展的战略位置，深入开展健康中国行动，倡导文明健康生活方式。习近平总书记强调，"推进健康中国建设，是我们党对人民的郑重承诺""没有全民健康，就没有全面小康"。新时代新征程，要更加重视疾病预防和健康促进，广泛深入开展健康科普，持续倡导文明健康生活方式，不断提升居民健康素养和健康水平，让人民群众做好自身健康的第一责任人，筑牢健康中国建设的群众基石。

2005 年底，原卫生部印发了《卫生部关于启用"12320"全国公共卫生公益电话的通知》，北京、上海、江苏、河北、青海首批 5 个省市 2006 年试点开通了 12320 公共卫生公益电话，此后，全国 12320 卫生热线一直致力于为人民群众的健康服务。随着经济社会的快速发展和我国医药卫生体制改革进入新时代，"12320 公共卫生公益电话"更名为"12320 卫生热线"，并逐步发展为连接卫生健康行政部门与广大人民群众的"公众健康服务平台"，主要承担健康知识咨询、健康宣传教育、疫情防控服务、专家预约挂号、突发事件报告、医疗服务投诉等职能。"12320 卫生热线"不忘初心，通过热情、温馨、周到、耐心、规范的专业化服务，逐渐成为卫生健康相关政策的"解读器"、卫生突发事件的"预警器"、群众健康服务的"暖心器"、创建和谐医患关系的"稳定器"、深化医药卫生体制改革的"助推器"、宣传卫生健康事业成就的"扬声器"。12320 人用心用情倾听群众声音，用理解和关怀解决群众诉求，用专业和沟通稳定群众情绪，这是使命与担当！

为充分发挥 12320 公众健康服务平台的健康科普作用，科学普及健康知识，加强全民健康教育，更好地提高人民群众的健康素养，我们编纂了《12320 健康伴你行》这套丛书。丛书第一期出版妇幼、儿童、心理三本分册，后续还计划出版慢病防治、口腔、肿瘤等分册。丛书以 12320 平台收集的来自公众第一手的咨询热点、焦点健康问题为指引，邀请了全国相关医疗卫生健康领域专家编写，结合全国 12320 卫生热线大数据分析，精选了许多更贴近老百姓的健康问题，通过问答的方式，图文并茂，深入浅出，让老百姓看得懂、读得通、用得上，为老百姓提供相对更专业、更权威并且通俗易懂的科普读本。

衷心地感谢全体编委！希望各位编委能秉持敬业精神，用心编写，同时又能跟上时代脚步，不断更新专业知识，提升科普宣传能力。相信《12320 健康伴你行》丛书将为人民群众提供更多科学的健康知识，提升居民健康素养水平。

"12320，健康伴你行""12320，您的健康顾问"。

南京医科大学党委书记　兰青

2024 年 3 月 20 日

目录
CONTENTS

1. 养育照护

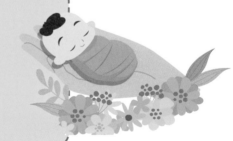

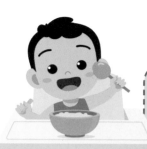

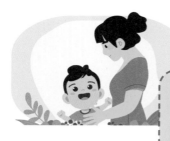

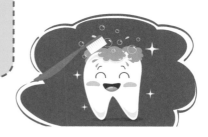

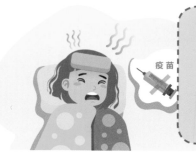

宝宝生病了，可以打疫苗吗

2. 生长发育

儿童肥胖真的是福相吗

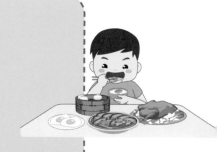

身高那些事

莫让花儿过早开放

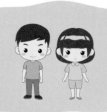

3. 儿童常见症状和疾病

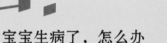

4. 预防意外

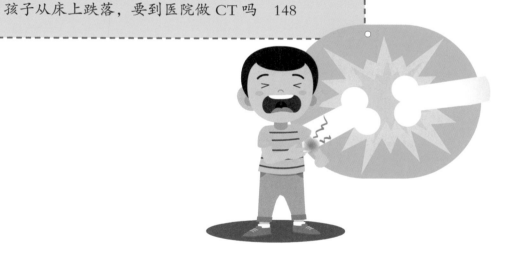

1. 养育照护

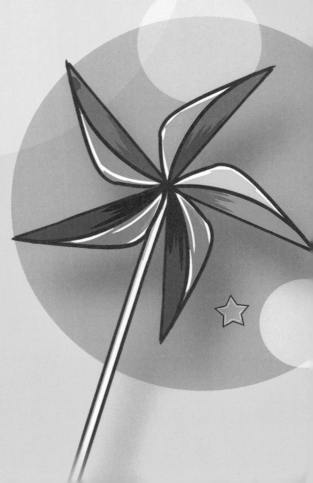

家有宝贝初降临

◎新生儿养护准备

新生儿按胎龄分为三种

早产儿：指胎龄小于 37 周的新生儿。

足月儿：指胎龄满 37 周，小于 42 周的新生儿。

过期产儿：指胎龄大于等于 42 周的新生儿。

新生儿养护准备

最好选择朝南的阳光充足的房间，日光中的紫外线可以杀灭细菌，适量的阳光照射可以使宝宝感到温暖舒适，增强宝宝抵抗力，预防佝偻病。通风良好，居室保持清洁卫生，使用湿式清扫为宜。房间内的墙壁可以刷黄色、粉色等温馨的色彩。室温保持 20℃～22℃，洗澡时可提高到 26℃～28℃。准备好调乳用品和消毒用品。奶瓶有耐热玻璃奶瓶和塑胶奶瓶两种：一般在家中多使用玻璃奶瓶，清洁方便，耐热性强；塑胶奶瓶轻便，不易损坏，外出携带比较方便。奶嘴通常都是塑胶材质的，有单孔型、多孔型、十字型，可根据月龄选择型号。宝宝的衣物应以质地柔软、颜色浅的纯棉质布料为宜。为不同季节出生的宝宝准备的衣服是不一样的，以无领斜襟衣为最佳，最好没有塑料或金属扣子。

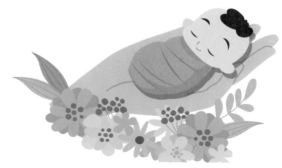

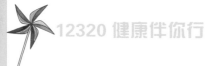

◎ 为什么母乳是最好的

宝宝刚出生，给宝宝喂母乳好还是奶粉好呢？

全球范围内都提倡母乳喂养。母乳是宝宝出生数月内天然的最好食物，富含优质、全面、充足和结构适宜的营养素，能满足6月龄内宝宝全部液体、能量和营养素的需要，进而满足宝宝生长发育的需要。同时，母乳与宝宝尚未成熟的消化能力完美匹配，并且可以促进宝宝的器官发育和功能成熟。

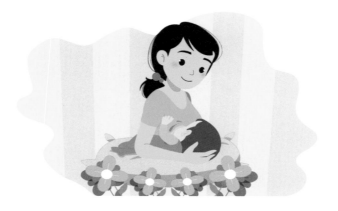

那母乳到底好在哪里呢？

母乳中含有被称为"白色血液"的保护因子，为宝宝提供了一层天然的免疫保护屏障，保护宝宝少生病。

母乳中的蛋白质以乳清蛋白为主，更容易被消化吸收，也更少导致过敏性疾病。

母乳含有丰富的脂肪。与牛乳相比，母乳含有更多不饱和脂肪酸，尤其是 DHA 和 ARA，可以让宝宝更聪明、视力更好。

母乳含有比牛乳更多的乳糖，可以促进宝宝大脑发育，有利于钙的吸收以及肠道正常菌群的建立。

母乳中大多数的维生素和矿物质，如钙、锌等，都易被宝宝吸收利用。

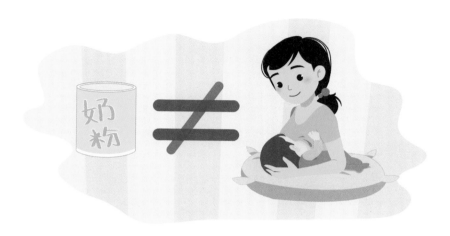

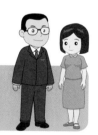

医生，听您这么说，我们就选择母乳喂养了，但是宝宝妈妈担心乳汁量不够，怎么才能促进乳汁分泌呢？

首先宝宝妈妈要建立母乳喂养的信心，哺乳期保持精神放松、心情愉快。

尽早让出生后的宝宝吸吮母乳，每隔 2 ~ 3 小时让其吸吮一次；如果宝宝吸吮次数较少，必要时可以借助吸奶泵增加吸奶次数。

喂奶前可以轻轻地按摩乳房，有助于刺激妈妈的射乳反射。

宝宝妈妈需要摄入适量、丰富多样的食物，可参照哺乳期膳食宝塔；还要养成主动饮水的习惯，确保摄入足量的液体，每天比一般人增加 400 ~ 800 毫升的饮水量。

合理安排妈妈的休息、饮食和哺乳，保证充足的睡眠。

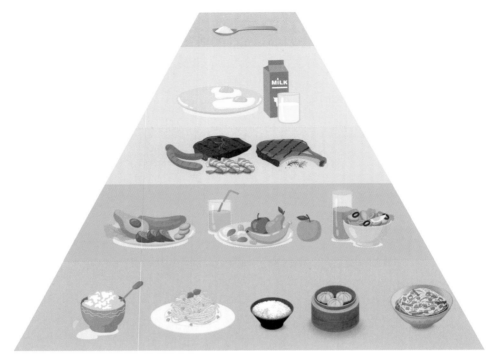

哺乳期膳食宝塔

妈妈的乳汁量比较多，宝宝吃不完，涨奶该怎么办？吃不完的母乳该怎么储存呢？

当出现母乳供大于求的情况时，妈妈的乳房就会变得胀满、坚硬，甚至出现疼痛。妈妈们可以通过及时且频繁地哺乳来预防涨奶，还可以通过吸奶器吸出或者手工挤出部分母乳、适当按摩、温湿毛巾热敷、哺乳前洗热水澡等方法缓解涨奶。此外，在两次哺乳之间用裹了毛巾的冰袋冷敷乳房，也可以缓解因严重涨奶而产生的不适，减轻肿胀感。

如果妈妈出现发热、乳房硬结、胀痛明显的症状，可能是乳腺炎发作，需要及时到医院就诊治疗。

吃不完的母乳可以储存。母乳的保存条件和允许保存时间见下表。

母乳保存条件和时间

条件和温度	保存时间
室温	
存放（20℃～30℃）	4 小时
冷藏	
存储在便携式保温冰盒内（15℃左右）	24 小时
储存于冰箱保鲜区（4℃左右）	48 小时
储存于冰箱保鲜区，但经常开关冰箱门（4℃以上）	24 小时
冷冻	
冷冻室（−15℃～−5℃）	3 ～ 6 个月
低温冷冻（低于 −20℃）	6 ～ 12 个月

还要提醒新手爸妈们，注意避免以下这些母乳喂养的误区

误区一：用吸奶器吸出乳汁后再用奶瓶喂更好，可以知道宝宝的摄乳量。

与奶瓶喂养相比，亲喂母乳有更大的优势。

误区二：喂奶前消毒妈妈的乳头，以便减少宝宝感染的风险。

喂奶前消毒妈妈的乳头，不利于宝宝含乳，还可能会杀灭有益菌群。

误区三：太稀的乳汁没有营养，要及时添加奶粉，补充营养。

看起来比较"稀"的乳汁是前乳，富含蛋白质、矿物质、免疫球蛋白和水分。

误区四：母乳喂养过频会让宝宝发胖。

每一次喂奶时乳汁的分泌量、浓度和成分都会动态变化，因此，母乳喂养过频并不会让宝宝发胖。

误区五：宝宝刚出生时可先暂时用奶粉喂养，等待乳汁分泌。

分娩后让宝宝早吸吮、勤吸吮是刺激母乳分泌的最好办法。

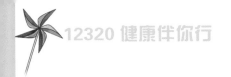

◎ 母乳喂养方法

母乳喂养更好，那我们该如何进行母乳喂养呢？

世界卫生组织（WHO）和联合国儿童基金会推荐，宝宝出生后 6 个月内最好纯母乳喂养。建议帮助妈妈在产后半小时内开奶，剖宫产通常延后开奶时间，一般只要妈妈清醒了就可以试着喂奶。出生 1 ~ 2 个月的宝宝，采取按需喂养的原则，无论是白天还是夜间均按宝宝的需求喂奶，不要刻意限制哺乳时间。出生 2 个月后可每 3 ~ 4 小时喂奶一次，但也不必严格限制时间。宝宝出生后第一周，可以先每次试喂 5 分钟，如果感觉宝宝没有吃饱，可逐渐延长到 10 分钟，出生后 7 ~ 10 天，每次喂奶时间可延长到 15 ~ 20 分钟。

母乳喂养时，妈妈与宝宝该如何配合呢？

喂奶的姿势，因宝宝的情况和妈妈的习惯而有所不同，妈妈需要逐渐摸索出最适合自己的哺乳姿势，正确的哺乳姿势能使哺乳更加轻松。妈妈可选择摇篮式、斜倚式、橄榄球式、侧躺式等不同的哺乳姿势。多数妈妈愿意采用摇篮式，橄榄球式适用于体格较小的宝宝和剖宫产妈妈，侧躺式适用于剖宫产以及夜间喂奶的妈妈。

> 哺乳时宝宝的姿势：
> （1）宝宝的头和身体呈一条直线。
> （2）宝宝面向妈妈并整个身体靠近妈妈。
> （3）宝宝的脸贴近妈妈的乳房。
> （4）宝宝的下巴触及乳房。

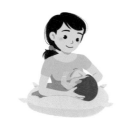
摇篮式

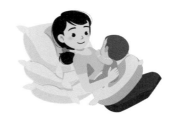
斜倚式

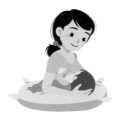
橄榄球式

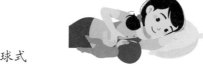
侧躺式

哺乳时妈妈不同的姿势

怎样才能帮助宝宝更顺利地喝到母乳呢？

第一步：刺激。先挤几滴乳汁涂在妈妈乳头上，然后将一只手放在乳房外侧，大拇指放于乳房上方，手掌和其余4指贴在乳房下的胸壁上，支撑乳房基底部，呈"C"形托住乳房，露出乳晕部分。用乳头触碰宝宝的嘴唇，刺激宝宝张开嘴巴。

第二步：含乳。在宝宝张大嘴巴时，轻柔地将乳头递给宝宝，让宝宝含住尽可能多的乳晕，确保宝宝口上露出的乳晕比口下面多，并能将乳头吸至嘴巴深处，牙龈和舌头包裹3～5厘米的乳晕，下唇向外翻，下颌贴近乳房，然后妈妈挤压乳窦，让宝宝获得更多的乳汁。注意不要让乳房堵住宝宝的鼻子，尤其是在夜间喂奶时。

第三步：吸吮。如果宝宝吸吮时嘴唇外翻呈鱼唇状，吸吮动作缓慢有力，伴随"咕嘟咕嘟"的吞咽声，且妈妈不会感到乳头疼痛，就说明宝宝的吸吮是正确有效的。宝宝开始用力吸吮后，可将其小嘴轻轻向外拉约5毫米，这样有利于将乳腺管拉直，从而更顺利地哺乳。

第四步：离乳。哺乳结束时，用食指向下轻轻按压宝宝下颌，退出乳头。避免在口腔负压情况下拉出乳头引起乳头疼痛。

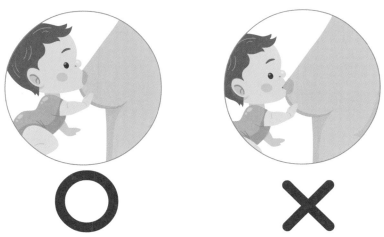

右图为不正确的衔乳姿势，注意看，宝宝的嘴没张大，
只含住了乳头，下唇外翻不明显

正确的含乳方式和错误的含乳方式

◎哺乳前后有哪些注意事项呢

哺乳前后的注意事项有哪些呢？

喂奶前妈妈需先洗净双手，擦拭清洁乳头及乳头周围，还可以将温热的湿毛巾敷在乳房上 2～3 分钟，促进乳汁分泌。

哺乳时可以让宝宝尽量先吸空一侧乳房之后再换另一侧。如果宝宝没有完全吸空乳房里的乳汁，妈妈则需要在每次哺乳之后将剩余的乳汁挤出来，将乳房排空，以免乳汁滞留引起乳腺阻塞。每次轮换吮吸乳房有助于妈妈双侧乳房持续分泌乳汁。

哺乳完毕后将宝宝直立抱起，使其头部轻轻靠在妈妈肩膀、颈部，胸部紧贴在妈妈胸前；妈妈应轻拍宝宝背部 3～5 分钟，帮助宝宝打嗝，排出胃内空气。每次哺乳后，妈妈还要用温水轻轻地将乳头清洗干净。

◎ 新生儿看起来正常，也要做新生儿筛查吗

为什么要做新生儿疾病筛查呢？

宝宝出生后 3 天并充分哺乳后，产科护士会在宝宝的足跟采集 3 滴血，滴在特定的卡片上，用于筛查某些可能引发儿童体格及智力发育障碍，甚至危害儿童生命的先天性或遗传性疾病。这样便能在宝宝出现症状前早发现、早诊断和早治疗这些疾病，让宝宝与同龄儿童一样健康成长，同时还可以减少因疾病导致的医疗、护理、特殊教育等方面的费用，提高出生人口素质，减少新生儿出生缺陷。

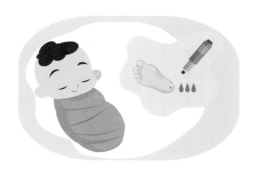

新生儿疾病筛查都查些什么？

新生宝宝需要筛查苯丙酮尿症、先天性肾上腺皮质增生症、先天性甲状腺功能减低症、葡萄糖-6-磷酸脱氢酶缺乏症（G-6-PD）。随着检测技术的不断提高，还可以筛查丙酸血症、甲基丙二酸血症、原发性肉碱缺乏症、枫糖尿症等 20 多种遗传代谢性疾病。近年来也在全国推广新生儿听力筛查，以期在早期发现听力障碍，及时干预、避免语言能力受到损害。

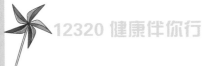
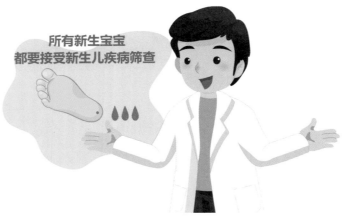

所有新生宝宝
都要接受新生儿疾病筛查

我的宝宝看起来很健康，也要做新生儿疾病筛查吗？

所有新生宝宝都要接受新生儿疾病筛查。因为即使是患有上述疾病的宝宝，他们出生时往往看起来也是很健康的，他们的爸爸妈妈也很健康（但有可能携带致病的基因），家里也没有家族病史，但宝宝出生后 3～6 个月内，甚至有的还没有满月，就开始出现临床症状。如果等出现症状才开始诊断和治疗，那大脑等重要器官的损害发生的可能性更高，不可逆损伤可能更严重。

不做新生儿疾病筛查，后果很严重吗？

苯丙酮尿症可致婴儿神经心理发育异常。患先天性肾上腺皮质增生症的宝宝，会出现不同程度的肾上腺皮质功能减退，如女宝宝变得男性化，男宝宝表现出性早熟，还有可能出现低血钠和高血钾等多种症候群。先天性甲状腺功能减低症则表现为宝宝的智力落后、生长发育迟缓和生理功能低下。G-6-PD 缺乏症可致新生儿高胆红素血症。此外，80% 的遗传性疾病可造成神经系统损害，并产生抽搐、智力发育障碍、脑瘫等一系列严重并发症，甚至引起昏迷或死亡。半数以上的遗传性疾病可以引起宝宝肝肾功能损害、毛发皮肤异常、听力视力障碍、生长迟缓等。如果不能早期诊断和治疗这些疾病，可能会导致宝宝体格、智力发育低下，终身残疾甚至死亡。

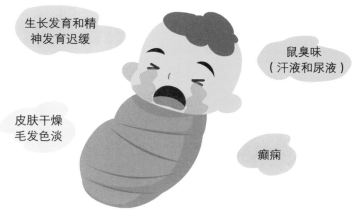

生长发育和精神发育迟缓

鼠臭味（汗液和尿液）

皮肤干燥毛发色淡

癫痫

苯丙酮尿症宝宝

◎新生儿期黄疸，都要照蓝光吗

宝宝刚出生4天，为什么皮肤会变"黄"呢？

细心的爸爸妈妈会发现，出生后2～3天，宝宝红润的小脸不经意间变黄了，之后身体的其他部位也会逐渐变黄，整个人看起来像"小黄人"。这种现象说明宝宝很可能出现了新生儿黄疸，它是胆红素在体内聚集而引起的皮肤或其他器官黄染。其原因有很多，可分为生理性的和病理性的。当血清总胆红素浓度超过85μmol/L时就会出现肉眼可见的皮肤黄染。大多数情况下，这是宝宝发育过程中出现的正常症状，可以自然消退。但也可能是某些疾病的表现，严重者可引起胆红素脑病，导致严重后遗症，甚至死亡。因此，应尽早辨别宝宝的皮肤黄染是生理性黄疸还是病理性黄疸，尽快找出原因，及时治疗，加强护理。

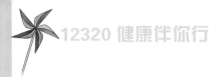

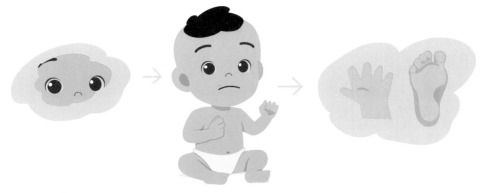

那怎么区别是生理性黄疸还是病理性黄疸呢?

出现生理性黄疸时,宝宝皮肤呈淡黄色,分布于脸和上半身,黄疸程度不深,此外,生理性黄疸还有以下一些特点:

1. 出现黄疸时,宝宝的一般情况良好:体温正常,喂养良好,大小便颜色正常。

2. 宝宝出生后 2 ～ 3 天出现黄疸,4 ～ 5 天达到高峰,足月的宝宝 2 周内消退;早产的宝宝可延续到 3 ～ 4 周。

3. 每天血清胆红素浓度升高 < 85 μmol/L 或每小时 < 8.5 μmol/L。

4. 不需特殊处理,可以自然消退。

生理性黄疸始终是排除性诊断,判断其是否为生理性最终还要参考医生的诊断。

出现下列任意一项情况就应考虑病理性黄疸:

1. 宝宝出生后 24 小时内出现黄疸。

2. 每天血清胆红素浓度升高 > 85 μmol/L 或每小时 > 8.5 μmol/L。

3. 黄疸持续时间长,足月的宝宝超过 2 周;早产的宝宝超过 4 周。

4. 黄疸消退后又重新出现。

5. 血清结合胆红素 > 34 μmol/L。

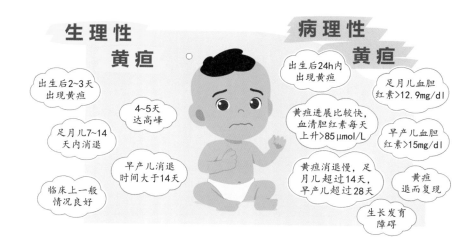

生理性黄疸
- 出生后2~3天出现黄疸
- 4~5天达高峰
- 足月儿7~14天内消退
- 早产儿消退时间大于14天
- 临床上一般情况良好

病理性黄疸
- 出生后24h内出现黄疸
- 足月儿血胆红素>12.9mg/dl
- 黄疸进展比较快,血清胆红素每天上升>85μmol/L
- 早产儿血胆红素>15mg/dl
- 黄疸消退慢,足月儿超过14天,早产儿超过28天
- 黄疸退而复现
- 生长发育障碍

宝宝黄疸与母乳喂养有关吗? 宝宝出现黄疸, 还能继续喂母乳吗?

母乳喂养相关的黄疸是指母乳喂养的宝宝在生后一周内, 由于生后数天内能量和液体摄入不足、排便延迟等, 导致血清胆红素升高, 而出现的黄疸。几乎 2/3 母乳喂养的新生宝宝会出现这种黄疸, 它可通过增加母乳喂养量和频率而得到缓解, 因而该类黄疸不是母乳喂养的禁忌。

母乳性黄疸常指母乳喂养的宝宝在生后 1 ~ 3 个月内仍有黄疸, 需排除其他原因导致的黄疸。母乳性黄疸一般不需任何治疗, 停喂母乳 24 ~ 48 小时, 黄疸可明显减轻, 但一般可以不停母乳; 当胆红素水平达到光疗标准时应给以干预。

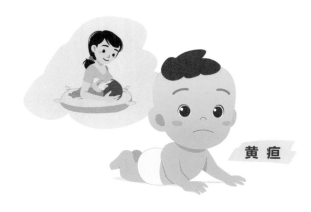

黄疸

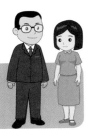

宝宝有黄疸，医生说要照蓝光，蓝光照射有什么副作用吗？

当血清总胆红素水平增高时，根据宝宝的胎龄、是否存在高危因素及出生后的日龄，对照光疗干预列线图（如下图），当达到光疗标准时即可进行。

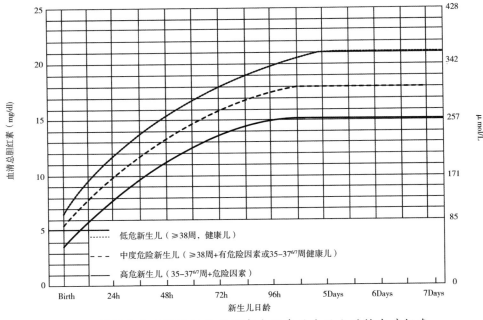

血清总胆红素（mg/dl）

μ mol/L

低危新生儿（≥38周，健康儿）
中度危险新生儿（≥38周+有危险因素或35-37⁶⁷周健康儿）
高危新生儿（35-37⁶⁷周+危险因素）

Birth　24h　48h　72h　96h　5Days　6Days　7Days
新生儿日龄

> 35周新生儿不同胎龄及不同高危因素的生后小时龄光疗标准
（资料来源：Pediatrics,2004,114:297-316）

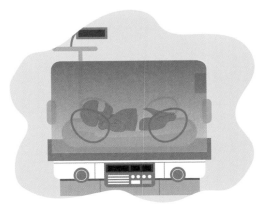

宝宝在接受光疗时，可能出现发热、腹泻和皮疹，但大多数情况下并不严重，可以继续光疗，或在暂停光疗后可自行缓解。部分宝宝的皮肤可能会呈现青铜色，此时停止光疗后，青铜色可自行消退。

◎新生儿脐部的消毒与护理

新生儿的脐部要怎样消毒与护理呢？

宝宝一生下来，脐带就被剪断结扎了，一般在3～7天脱落，也有两周左右脱落的，不同的结扎方式下脐带的脱落时间不同。在脱落前的这段时间，需要做好脐部护理，避免发生感染。脐带结痂后一定要等它自然脱落，不要人为抠掉脐痂，因为这会造成宝宝脐部损伤出血，为病菌提供侵袭宝宝的机会。

结扎脐带后头几天要密切注意有无渗血现象，消毒时用左手提起结扎脐带的绳子，右手用蘸有75%酒精的棉签由里向外涂抹，要涂抹到脐带周围完全没有分泌物为止。一些父母不敢去触碰脐带，只用棉签在脐带外周涂抹，这样的消毒根本不起作用，反而会影响脐带愈合，甚至导致感染。脐带脱落后，仍要坚持用酒精消毒，每日1～2次，直至脐带周围完全没有分泌物为止。

◎如何预防新生儿的红臀

如何做才能预防宝宝出现红臀呢？

尽可能母乳喂养，母乳喂养的宝宝大便中双歧杆菌和乳酸杆菌的比例较高，大便多酸性，对臀部皮肤的刺激小。注意尿布的清洗，用肥皂洗过的尿布一定要用清水漂洗干净，每次能用开水烫一下更好，并且在阳光下晾晒干燥。另外，要记得给宝宝勤换尿布。在宝宝大便后应用温水冲洗其臀部，随后再涂抹护臀类药膏。

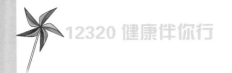

◎ 婴儿湿疹的护理

宝宝出现了湿疹要如何护理呢?

1. 皮肤护理：每日应用温水快速清洗湿疹患儿皮肤，不得使用浴液或肥皂等碱性过大的清洗剂。沐浴后选用合适的外用洗剂（如炉甘石洗剂），用无菌棉签均匀涂擦于新生儿患处。患儿的贴身衣服应选用棉质材料，所有的衣服领子最好是棉质的，衣着应舒适、清洁、宽松，着衣宜略偏凉，不宜过厚，并避免包裹过紧。床上被褥最好是棉质的，衣物、枕头、被褥等要经常更换，使用专用洗衣盆，洗完后的衣物应在阳光下暴晒几小时，时刻保持患儿干爽。减少皮毛、化纤等制品的使用以减少刺激。

2. 环境护理：新生儿主要的活动区域在室内，所以应保持室内环境的安静、舒适、卫生。每日通风 2 次，每次 10～15 分钟，以保证空气流通，保持室内的空气新鲜，光线充足。尽量减少环境中的过敏原，并经常对房间进行全面消毒，避免接触水痘与单纯疱疹患者。随时注意室内温度变化，应将温度控制在适宜的范围内，室温不宜过高，衣被不宜过暖，这样不仅可以减少汗液的分泌刺激，也可防止新生儿血管过度扩张而加重渗出。

3. 饮食护理：提倡对新生儿进行母乳喂养，母亲在哺乳期间尽量合理膳食，避免摄入鲜虾、鱼、鸡蛋等易致敏的食物，以及葱、姜、蒜等辛辣刺激的食物。选择人工喂养婴儿的，可适当延长煮奶时间。如果母亲发现因食用某种食物引起婴儿湿疹，则应立即停止食用，并尽量避免再次进食这些食物，以减少致敏因素。婴儿稍大后，应适当添加辅食，但添加的速度要慢，并且保证食材新鲜，避免让宝宝吃含气、色素、防腐剂、稳定剂等的加工食品。注意婴儿饮食调整，避免喂养过量，保持胃肠消化功能正常。

4. 运动护理：保持宝宝大便通畅、睡眠充足。睡觉前为宝宝进行简单的节奏性肢体运动 20 分钟左右，既可以增加机体抗敏能力，又有利于促进胃肠功能和提高宝宝睡眠质量。但应注意避免运动过度，以无汗为宜。

◎新生儿几种常见的特殊生理状态

新生儿几种常见的特殊生理状态

生理性乳腺肿大：无论男宝宝还是女宝宝，在出生后3～5天都可能会出现双侧乳腺肿大的现象，并有1～2厘米大小的结节，摸起来比较硬，触摸时宝宝没有不适感，有的宝宝乳腺中间还会出现白色或黄色点状物，无须特殊处理，一般2～3周会自行消退。一些老年人常常认为宝宝乳腺中间的白色或黄色点状物必须要挤出来，这种观念是错误的。过度挤压宝宝乳房势必会造成感染，严重的还可能引发败血症。

新生儿马牙：新生儿张嘴时，上腭部或牙龈边缘有米粒大小的黄白色颗粒，有的还融合成黄白色扁平状斑块，略高出牙龈，大小不一，这就是人们所说的"马牙"，一些地方还称之为"板牙"。马牙是上皮细胞堆积或黏液腺分泌物积留所致，属正常现象，数周后可自然消退，不可挑破，以免发生感染。

假月经：有一些女宝宝会在出生后5～7天从阴道流出一些灰白色黏液分泌物，称为"假白带"；出生约一周后阴道流出血性分泌物，称为"假月经"。这是受母体激素影响而产生的现象。这种假月经一般持续1周左右，流血期间可用温水清洗外阴部，不能用碱性清洁用品，以免刺激阴道皮肤及黏膜。女宝宝阴道流血时，如果伴有便血、吐血等其他出血症状，应及时到医院诊治。

出生后生理性体重下降：宝宝在出生后的头一周，进食量比较少，而排尿、排便较多，加上部分水分透过皮肤蒸发，从而使体内水分流失过多，体重会比出生时略有下降，一般体重下降在10%以内。宝宝出生后7～10天应该恢复到出生时体重。

粟粒疹：宝宝出生后3周内，常在鼻尖、鼻翼和面颊长出细小的、白色或黑色的皮疹。此是新生儿皮脂腺功能未完全发育成熟所致，多会自行消退，一般不必处理。

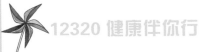

生理性黄疸：多在出生后 2～3 天出现，一般持续 1 周后消失。足月儿最迟应于出生后 2 周内消退，早产儿可延迟至出生后 3～4 周内消退。

◎ 抚触、按摩让宝宝更健康

听说抚触、按摩可以让宝宝更健康，这是真的吗？

在西方，儿科专家利用新生儿灵敏的触觉，发明了一种新型的育儿方式——宝宝抚触。就是由亲人（妈妈或爸爸）反复按摩新生儿全身各处皮肤，通过亲吻和抚摸新生儿，促进父母与新生儿之间的交流。每日做 3 次，每次 10～20 分钟，按摩从头部开始，依次为头面部、胸腹部、四肢、手脚末端，最后为背部。宝宝吃奶后 1 小时、处于比较清醒时为做抚触最佳时机。抚触者手上可以涂抹一些婴儿按摩油或按摩乳液，以免划伤宝宝的皮肤。

◎ "鹅口疮"是什么

宝宝嘴里的白点点是什么啊？

宝宝口腔黏膜上的白点点可能是鹅口疮，又叫雪口病，是由白色念珠菌感染所致。新生儿及 6 个月以内的宝宝多见，好发于上下唇、颊黏膜、舌背或软腭等处，主要表现为黏膜充血，随后黏膜表面出现白色凝乳状小斑点，不久后逐渐扩大，互相融合成大片，不容易擦掉。一般宝宝全身反

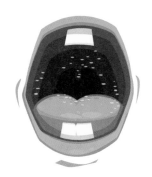

应不明显，不影响吃奶。少数宝宝会出现低热、啼哭不安、哺乳困难等情况。新生的宝宝多因产道感染、哺乳时奶头不清洁或者乳具不清洁而感染。

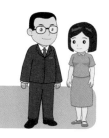

医生，"鹅口疮"该怎么预防呢？

首先要保持口腔清洁卫生：每次喂哺后，用纱布给小月龄的宝宝清洁口腔，大月龄的宝宝可以用水漱口。

其次要加强营养：适当增加维生素 B2 和维生素 C 的摄入。

另外还要注意食具卫生和手卫生：喂奶之前，宝妈要洗净双手。母乳喂养的宝宝，宝妈要用温湿的毛巾清洁乳头；奶瓶喂养的宝宝，奶瓶和奶嘴要彻底消毒。

医生，宝宝嘴里出现白点点该怎么办？

宝宝出现鹅口疮后，宝爸宝妈可以用干净的棉签蘸 2% 浓度的小苏打水给宝宝擦洗口腔，动作要轻柔。还可以用 10 万～20 万 U/mL 制霉菌素溶液，或制霉菌素一片加水制成的混悬液，涂抹在白色凝乳状小斑点处，每日 2～3 次。一般用药几天以后症状就会消失，但症状消失以后仍需继续用几天药，以避免复发。

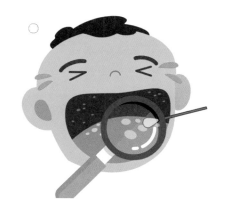

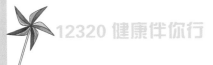
◎ 早产宝宝出院后怎么护理

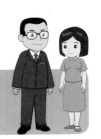

> **医生，我家宝宝比预产期提前四周就出生了，是早产儿吗？**

有的宝宝去医院时，除了被问出生日期外，还会被问预产期是哪一天。这是因为根据宝宝出生时的胎龄，胎龄＜37周（＜259天）的宝宝就会被称为早产儿。其中胎龄＜28周者被称为极早早产儿；胎龄在28～32周者被称为非常早产儿；胎龄在32～34周者被称为中度早产儿；34≤胎龄＜37周者被称为晚期早产儿。早产儿也属于高危儿。您宝宝提前4周，也就是36周出生的，属于早产儿。

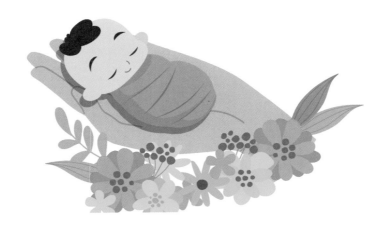

> **医生说我家宝宝要观察一段时间，暂时还不能回家，为什么早产宝宝和足月宝宝不一样呢？**

早产是全球婴儿死亡的首要原因，在我国也是5岁以下儿童死亡的首要原因。早产的宝宝因为过早脱离母体，各器官，尤其是脑部的发育不够成熟，易伴发脑室周围 - 脑室内出血、脑室周围白质软化等脑损伤，导致宝宝出现生长发育迟缓，语言、认知、运动、智能发育落后，甚至脑瘫的情况。因此，与足月宝宝相比，早产宝宝所需的护理更为细致，且出生时胎龄越小，护理的要求越高。体温管理、正确喂养、预防感染、早期干预等都是早产儿护理的要点。此外，定期随访也很重要。

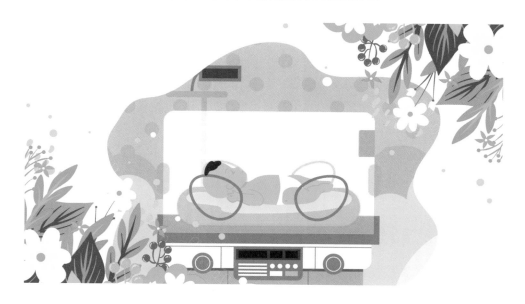

医生，我家宝宝观察一段时间后，可以回家啦！现在天气比较冷，早产宝宝回家后，需要怎么保暖呢？

　　利用空调、加湿器等保持室内温度在24℃～26℃，湿度在55%～65%。

　　冬季外出时，可酌情为宝宝戴绒布帽。

　　睡觉时尽量给宝宝穿暖和的连衣裤，被子的头端只盖到宝宝的胸口，尾端叠压在床垫下，避免窒息。

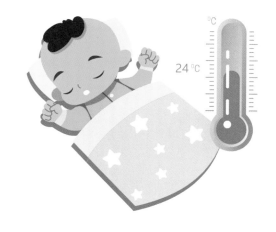

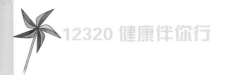
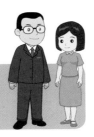

宝宝出生时才 2.0kg，想让宝宝长得快一点，是吃母乳还是配方奶粉呢？

母乳或强化母乳喂养是早产宝宝的首选，早产儿母乳中蛋白质含量高，消化酶、免疫物质、生物活性物质等更适合早产儿需求。推荐母乳喂养至少持续至 1 岁。

推荐出生体重小于 1800g 的早产儿使用母乳强化剂，母乳喂养量达 50 ～ 80mL/（kg.d）时开始使用，但需注意个体差异性。营养强化强度及时间需根据宝宝的生长状况决定及调整。家庭中添加强化剂时需遵循清洁操作的原则，且必须加入母乳中使用。

如果宝宝出院后母乳不足，推荐使用早产儿出院后配方奶。根据生长参数和营养监测结果，可于矫正年龄 3 个月 ～ 1 岁时停止使用。

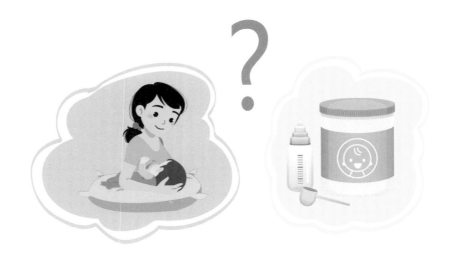

医生说早产宝宝容易感染，我们需要注意些什么呢？

尽量避免带宝宝去人群密集的地方，如满月宴等；减少亲戚朋友的探访；家中定期开窗通风。

洗净双手后，再给宝宝喂奶或接触宝宝。

尽量避免感染性疾病患者与宝宝接触，减少宝宝被感染的概率。

哺乳妈妈如果患感冒，哺乳前应用肥皂及热水洗手，哺乳时佩戴口罩，避免交叉感染。

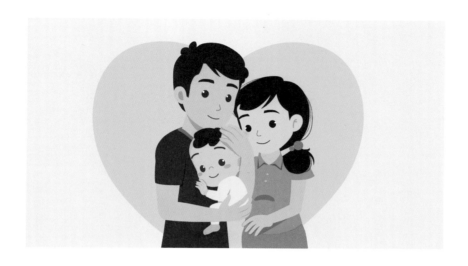

医生，我们家早产宝宝发育比足月宝宝慢，要怎么办?

早产宝宝的发育往往比足月宝宝慢，个体化早期干预非常重要。

新生儿期就可以开始抚触疗法，抚触可以减少宝宝哭闹，增强消化吸收功能以及帮助睡眠。

日常护理过程中，家人与宝宝多说话、逗笑，多抚摸、拥抱宝宝，有利于早期的情感交流，培养良好亲子关系。

矫正1月龄内：以发育支持性护理为主，日常护理时间要集中，动作要轻柔，及时安抚情绪并满足宝宝需求。

矫正1～3月龄：鼓励竖头、俯卧抬头；以面对面交流的方式，给宝宝看鲜艳的物品或发声玩具，进行视觉和听觉刺激。

矫正3～6月龄：诱导宝宝使用上肢在不同方向够取物品，双手抓握不同形状和质地的物品；练习翻身、支撑坐位。

矫正6～9月龄：诱导宝宝练习双手传递、敲打和扔安全的物品或玩具；练习坐、翻滚、爬行；学习拍手；喊宝宝的名字等。

矫正 9 月龄 ～ 1 岁：诱导宝宝学习用大拇指和食指捏取小物品；练习独站、扶站和扶物走；学习指认家人、物品，增加模仿性游戏；给予丰富的语言刺激，用清晰的发音与宝宝多说话，通过模仿和及时鼓励促进宝宝语言发育。

矫正 1 ～ 2 岁：诱导宝宝学习翻书、涂鸦、搭积木、自主进食，锻炼手眼协调能力；练习独自行走、跑和扶栏上下楼梯。玩亲子互动游戏，如认五官；鼓励宝宝表达有意识的语言。

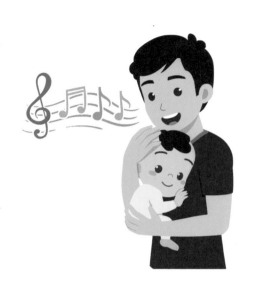

实际 2 ～ 3 岁：诱导宝宝模仿画画；练习双脚跳、单脚站立；培养自己洗手、脱穿衣和如厕等生活能力；多与宝宝讲故事、念儿歌，叙述简单的事情；学认颜色、形状、大小；与其他小朋友做游戏，学会等待、排序、分享、同情等社会规则。

医生，我们家早产宝宝是和足月宝宝一样接受随访吗？

早产宝宝和正常足月新生儿一样要接受随访，但是频次、内容有所不同。

低危早产儿：胎龄 ≥ 34 周，且出生体重 > 2000g，无早期严重合并症及并发症，生后早期体重增长良好的早产儿。随访频率如下：

出院后 ～ 矫正 6 月龄：每 1 ～ 2 个月 1 次；

矫正 7 ～ 12 月龄：每 2 ～ 3 个月 1 次；

矫正 12 月龄后：至少每半年 1 次。

高危早产儿：胎龄 < 34 周，或出生体重 ≤ 2000g、存在严重合并症或并发症、生后早期喂养困难、体重增长缓慢等任何一种异常情况的早产儿。随访频率如下：

出院后 ～ 矫正 1 月龄：每 2 周 1 次；

矫正 1 ～ 6 月龄：每 1 个月 1 次；

矫正 7 ～ 12 月龄：每 2 个月 1 次；

矫正 13 ～ 24 月龄：每 3 个月 1 次；

矫正 24 月龄后：每半年 1 次。

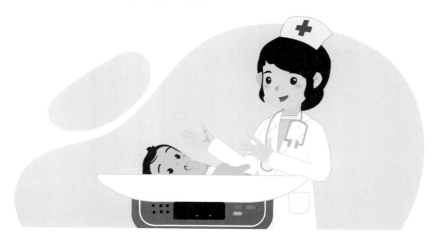

◎为什么要画宝宝的生长曲线

宝宝的生长曲线是什么？

每个宝宝都有一本体检手册，手册中一般含有类似下图的图表，这就是生长曲线图（见下图）。生长曲线图及图上的参考值是基于大部分儿童的生长发育数据推算得到的范围。曲线的横坐标是宝宝的月龄，以出生时为起始点；纵坐标可以是体重、身长。曲线代表的是儿童生长的轨迹。上方 7 条线是身长曲线，下方 7 条线是体重曲线。每一根曲线的最右侧都标注了数字，代表的是百分数。比如，中间一条线代表第 50 百分位（P50），可看作人群的平均值——相当于平均水平，如果宝宝的测量值位于第 75 百分位（P75），那就说明宝宝高于平均水平，且超过了 75% 的同月龄、同性别的宝宝。

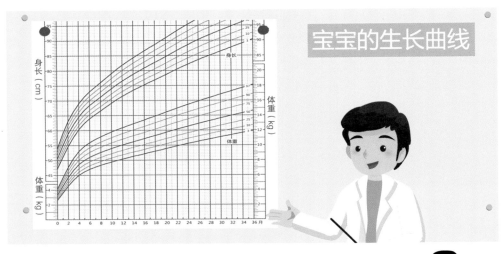

宝宝的生长曲线

那生长曲线该怎么画呢?

很多家长喜欢跟邻居的、同事的或小区里的孩子对比，来判断自己宝宝的体重、身高是否正常，并大多会认为自家宝宝长得不如别人好。其实评价宝宝的生长指标时，需要跟同年龄、同性别的儿童群体比较，而不是与同龄的某一个体相比。这时生长曲线就可以用起来了。每次获得测量的数据后，在体检手册里的生长曲线上找到相应月龄与体重、身长的数值的交汇点后描点，观察这个点所在位置，就会知道宝宝目前的生长水平。以后定期监测，连续描点，再将两点之间连线，就可获得宝宝的生长曲线。

那生长曲线该怎么看?

为了更好地监测宝宝的生长，及时发现生长问题并及早干预，爸爸妈妈们不但要会画生长曲线图，更要学会解读生长曲线图。如果宝宝的身高、体重等测量值落在生长曲线图上第3百分位～第97百分位（P3～P97）曲线之间，那就说明是正常的，大多数宝宝的测量值都在这个范围内。长期连续监测、描点连线，就形成宝宝自己的生长轨迹。正常宝宝的生长轨迹几乎与上下百分位曲线平行或者重合，不管是在第10百分位曲线还是第90百分位曲线或者与任一曲线平行，都说明宝宝生长指标良好，如下图1。如果宝宝的生长轨迹波动超过1条主百分位线（生长曲线中的每一条曲线为主百分位线），需要增加监测频率；如果宝宝的生长轨迹波动超过2条主百分位线或生长过低或过高（低于P3、高于P97），则为生长异常，如下图2，需及时到医院就诊。

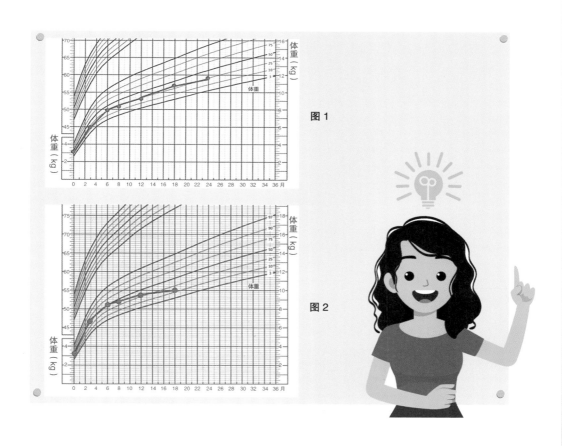

图1

图2

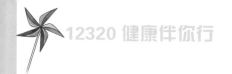

医生，是不是宝宝达到生长曲线中的 P50 最好？

P50 不是所有宝宝的生长目标。受到遗传、营养状况以及个体差异性等多重因素影响，每个宝宝都有自己的生长轨迹。爸爸妈妈们要学会定期正确测量宝宝的成长数据，并将其绘制成生长曲线，以便监测宝宝的体格生长，对生长异常情况早发现、早干预。

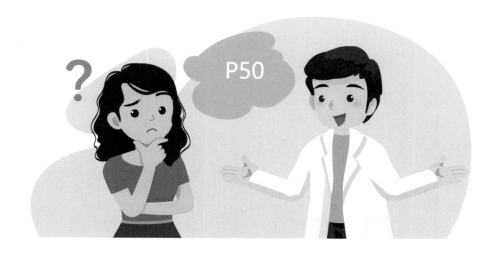

◎ 生理性体重下降

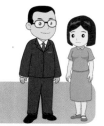

医生，我家宝宝出生 3 天了，体重怎么不增反降呢？

宝妈宝爸，不要着急！部分宝宝在出生后几天内，吸吮能力弱、吃奶少，导致摄入不足，同时由于体内胎粪及水分的排出，可能会出现暂时性的体重下降，这种现象被称为生理性体重下降。下降一般不超过出生体重的 10%，大约在出生后 3 ～ 4 天降至最低点，并在 7 ～ 10 天恢复到出生时的水平。早产儿体重恢复比足月新生儿要迟。恢复到出生体重后，宝宝就会开始快速生长了。

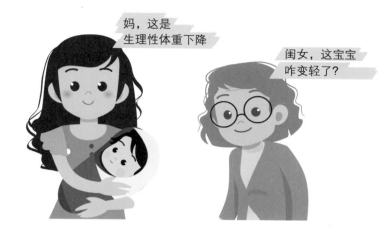

那我家宝宝出生时 **3.5kg**，现在 **3.3kg**，是正常的吗？我们该怎么办啊？

您宝宝目前体重下降没有超过 10%，还在正常范围，这几天应该是下降最明显的时候。为尽量减少或避免宝宝的体重下降，出生后要尽早开奶，及时合理喂哺。爸爸妈妈每天可以将宝宝的体重变化记录下来。如果宝宝体重下降超过出生体重的 10% 或到了出生第 10 天还未恢复到出生体重，就要考虑喂养不足或病理性原因了。

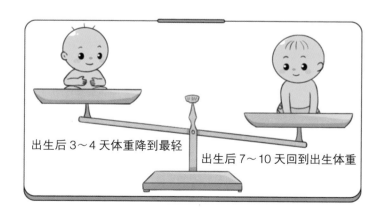

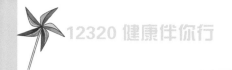

宝宝的吃喝拉撒

◎ 如何添加辅食

如何给宝宝添加辅食呢?

　　3～4个月以内的宝宝体内还储存母体带来的多种营养物质,单纯的母乳喂养或奶粉喂养就可以满足其机体生长发育的需要。但随着月龄的增长,身体发育需要的营养素越来越多,从表面上来看宝宝吃的奶量是足够的,但是各种营养素,如蛋白质、铁、钙、维生素等却已不足了。所以,必须在适当的时候添加辅助食品,以满足宝宝生长发育的需要。添加辅食应遵循由少到多、由稀到稠、由细到粗、由一种到多种的原则。如何才能给宝宝顺利添加辅食呢?

　　4个月起可以给宝宝添加富含铁的纯米粉,或每天1汤匙(10mL)米汤。如果宝宝消化情况良好,5个月时可将米汤增至2～3汤匙,分2次喂食。

　　6个月起,可以给宝宝逐步添加泥状的食物。蛋黄泥从添加1/4个蛋黄开始,待宝宝适应后可增至1/2个或大半个。将蛋黄碾碎、加水,调成泥状喂宝宝。还可以添加烂米粥,从1汤匙开始喂起,逐渐增加至5～6汤匙;也可添加燕麦粉、混合米粉、配方米粉等。

　　还可以买一些磨牙饼干给宝宝,让他自己练习咀嚼,以加快牙齿和颌骨的发育。采用纤维少的绿叶菜,如小白菜、油菜或胡萝卜等做菜泥。

　　可将西红柿去籽、去皮,放入榨汁机搅拌后给宝宝食用。还可用小勺刮苹果、梨、香蕉等果泥给宝宝食用。不推荐宝宝食用菠菜,因为菠菜中含有大量草酸,遇钙会结合成不溶解的草酸钙,不易被人体吸收与利用。宝宝吃东西是有一个适应过程的,如果发现宝宝不太愿意吃新的食物,不要勉强，稍微等几天再重新开始喂。

7～8个月仍以泥状食物为主。可以将新鲜的瘦猪肉、鸡肉、肝、鱼、豆腐做熟，制成泥状给宝宝食用。

9～10个月可以开始给宝宝添加块状食物。

11～12个月宝宝大部分食物都能吃了，如软饭、烂菜（指煮得软烂一些的菜）、水果、碎猪肉、面条、馄饨、小饺子、饼干、馒头、小蛋糕、蔬菜薄饼、燕麦片粥等。可以同父母共餐，使辅食逐渐变为主食。父母应注意宝宝的一日三餐，培养其有规律地进餐，鼓励宝宝试着自己用手抓着吃或使用勺子吃饭。

添加辅食以后，一定要每天观察宝宝的大便，随时发现大便的异常。如发现大便突然变稀，便中还有颗粒状物且有酸臭味，说明宝宝消化不良，应及时暂停添加辅食，待大便状况好转之后再重新从少量开始添加。

◎孩子不爱喝水，怎么办

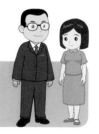

医生，我家宝宝8个月了，不肯喝水怎么办？母乳喂养的宝宝也要喂水吗？

水是生命之源，一切生命都离不开水的滋润。水的需求量主要受年龄、环境温度、身体活动等因素的影响。

0～6月龄的宝宝：一般不需要除了母乳或配方奶以外的液体，包括水和果汁等。因为母乳中88%以上都是水分，纯母乳喂养的宝宝已经从乳汁中获取了足够的水分。而对于混合喂养和人工喂养的宝宝来说，只要按照正常比例冲调奶粉，保证充足的奶量，原则上也是不需要额外补充

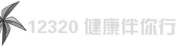

水分的，因为配方奶中 85% 以上都是水分。但是当宝宝生病时就需要喂水了，尤其是高热或者上吐下泻时。母乳喂养的宝宝生病时最佳的补充液体仍然是母乳。

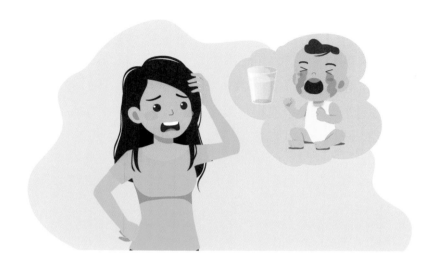

6 ～ 12 月龄的宝宝：这是让宝宝喝水的好时机，但 1 岁以内的宝宝实际上并不需要很多水，而且从辅食中也能得到水，比如蔬菜、水果等都富含水分（苹果含水量 84%，西瓜含水量可达 92%）。宝爸宝妈们要注意宝宝的小便量及颜色，如果尿量少颜色深，就需要额外补充水了。如果你很想让宝宝喝水，可以每天给宝宝喝 120mL ～ 180mL 水。

大于 1 岁的宝宝：1 ～ 3 岁孩子每天饮水量为 600mL ～ 700mL，4 ～ 5 岁每天饮水量为 700mL ～ 800mL，6 ～ 10 岁每天饮水量为 800mL ～ 1000mL。水其实有多种形式，食物中也都含有水，所以家长不用太纠结单纯的饮水量，只要做到孩子想喝水时就能喝到水即可。当天气炎热、孩子出汗多时，鼓励孩子多喝水就可以了，不是必须要喝到一定的量。水以白开水、纯净水、矿泉水等为主，尽量避免含糖液体。可以在吃零食时给孩子喝水，避免牙齿受到含糖食物的持续伤害，并减少能量摄入。

注意不要让孩子喝太多水，尤其是在饭前、饭时，喝水（包括汤）多了会导致孩子热量、蛋白质摄入不足。孩子越小（尤其是 6 月龄以内的婴儿），水中毒的危险越大。

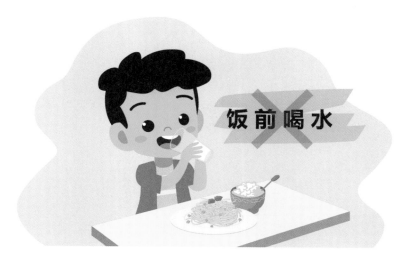

孩子对水的喜爱超出正常水平或过度口渴，可能是某种疾病的信号，如果你的孩子突然开始大量饮水，需要及时到医院就诊。

◎宝宝总流口水怎么办

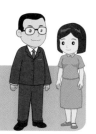

医生，我家宝宝从小口水很多，一天得换十几条口水巾，这是怎么回事呢？

小宝宝总是那么可爱，让人想狠狠地捏捏他的小脸，但是又害怕他会流口水，因为很多家长觉得流口水是一种病。其实宝宝并不是出生就开始流口水的，而是生长发育到一定阶段才开始的。

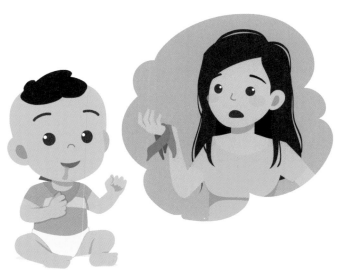

　　口水是唾液腺分泌的唾液。新生儿唾液腺还不发达，因此宝宝嘴里没有多余的口水流出，再加上此时宝宝只吃奶或流质食物，这些食物对唾液腺的刺激不大，唾液的分泌量就很少，所以新生儿很少流口水。

　　宝宝3个月左右，口水分泌量才开始增加。辅食添加后，宝宝的食物中逐渐增加了米粉等糊状食物，受到这些食物的刺激后，唾液腺分泌的唾液明显增加。再加上宝宝的口腔小而浅，吞咽反射还未发育完全，无法用吞咽动作来调节口水，所以当唾液分泌稍多或是宝宝嬉笑时，可能就会无法及时将口水全部咽下去，从而流出口腔。另外，不少宝宝喜欢将手、奶嘴、咬牙胶等放入嘴里长时间吮吸，这样也会刺激唾液腺，使分泌的口水增多。

　　宝宝6个月左右，开始萌出乳牙，牙龈组织轻度肿胀不适，可刺激牙龈上的神经，导致唾液腺反射性地增加分泌。加上宝宝口腔容量小，不会吞咽来调节口腔内的口水，于是积蓄后会自然流出。

　　大部分宝宝在1岁以后，流口水的现象会逐渐减轻，能将口水吞咽下去，不会流得到处都是。但每个宝宝的发育程度不同，一般到2岁时，大多数的宝宝能有效地控制吞咽动作，停止流口水。

医生，我家宝宝 2 岁了还在流口水，可能是什么原因呢？

以下情况宝爸宝妈们要注意了！

1. 吞咽和咀嚼功能差。如果孩子两岁以后还在流口水，可能是宝宝的辅食添加过晚或者辅食制作得过于精细，口腔肌群没有得到足够锻炼。此外，长期含着奶嘴也会使舌头的灵活性欠佳。

2. 咽喉或口腔的病毒感染。如口腔溃疡、疱疹性咽峡炎、扁桃体炎、手足口病等。疱疹、溃疡等的刺激会使分泌物增多，而且吞咽时可能疼痛，因此宝宝不愿意做吞咽动作，会出现暂时性的口水增多。家长需要鉴别宝宝流口水的时候是否伴有哭闹、吃得少或者进食痛苦的现象，如果有这些现象，要注意给宝宝吃一些清凉软糯、好下咽的食物，并去医院就诊。

3. 其他呼吸道的疾病。如鼻炎、扁桃体肥大或者腺样体肥大，会让孩子习惯性张嘴呼吸，口腔受到干燥气体的刺激也会分泌很多唾液。如果发现宝宝睡觉的时候有打呼噜、鼻塞、张嘴呼吸等现象，需要排除有无呼吸道疾病。

4. 舌系带过短。舌系带过短或过紧都有可能让孩子的口水增多，还会影响孩子的吸吮和咀嚼功能，进而导致发音不清。

5. 脑瘫和先天性痴呆等其他疾病。

在"口水娃"阶段，我们家长需要做什么呢？

1. 帮助宝宝把口水吸干。注意不要用力擦拭，频繁地擦拭会使口水流经的皮肤受到进一步刺激，破坏原有的角质层，使皮肤更容易受病菌侵害，建议用纯棉的口水巾轻轻地蘸干。

2. 不要经常捏宝宝的脸颊。捏脸颊会刺激腮腺，导致口水分泌过多，同时，由于宝宝抵抗力弱，成人手上的病毒可能会在捏脸时传染给宝宝，增大宝宝患病的风险。

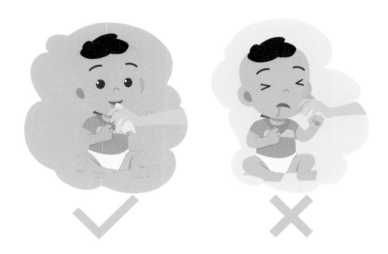

3. 适当涂抹保湿霜。长时间口水浸湿皮肤，易引起口水疹、湿疹和皮炎等，家长要做好皮肤隔离保湿工作，用天然无刺激的护肤品给宝宝涂抹。

◎ 不喜欢吃蔬菜，怎么办

孩子不愿意吃蔬菜怎么办呢？

孩子不爱吃蔬菜，常见原因有：蔬菜味道不好，尤其叶菜类有涩味；蔬菜富含膳食纤维，因而咀嚼难度提升，有时候孩子把汁水嚼干了剩下渣渣，很难咽下去；家长提供的蔬菜种类较少。

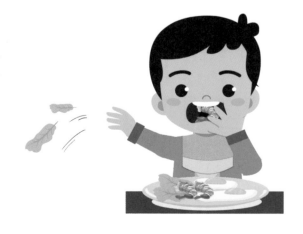

那么，到底如何让孩子喜欢吃蔬菜呢？

首先，要培养孩子对蔬菜的兴趣，这得从添加辅食开始抓起。

1. 准备自制的、多种口味的食物，包括苦味的蔬菜。

许多宝妈喜欢购买现成的辅食，虽然比较方便，但一来不新鲜，二来商业制作的食品蔬菜品种不够丰富，且主要是甜味蔬菜，如胡萝卜和甘薯，而很少有苦味的蔬菜。这会导致孩子从小就没有机会适应苦味食物，味觉发育不好，长大后容易挑食、偏食。

2. 辅食添加要循序渐进，多次尝试。

对于宝宝不爱吃的蔬菜，需要尝试 15～20 次，直到宝宝接受。

3. 训练孩子的咀嚼功能和进食技能。

很多情况下，孩子不吃蔬菜、水果，原因是口腔功能较差，不愿意咀嚼。所以在添加辅食的过程中，需要根据不同月龄提供不同质地的食物，训练不同的进食技能，最终使其可以与家长共同进餐。

·6 月龄——给予泥糊状的食物，可以用勺子喂食。

·7～9 月龄——让宝宝坐在高椅子上与成人共同进餐，学习用手拿"条状"或"指状"食物自我喂食，学习咀嚼。

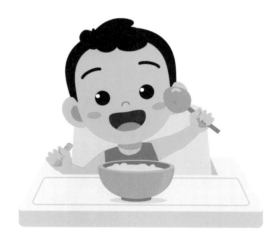

·10～12 月龄——给宝宝提供碎末状、丁块状、指状食物，让宝宝学习自己用勺进食、用杯子喝奶，每日和成人同桌进餐1～2 次。

·12 月龄以上——给宝宝提供块状食物。

·2 岁以后——自己独立进食。

在学习进食技能的过程中，很多家长怕孩子把衣服弄脏，担心不卫生等，不允许孩子用手抓食，这样很容易降低孩子对食物的兴趣，从而出现厌食。应鼓励婴幼儿手抓食物自喂，或学习使用餐具，以增加婴幼儿对食

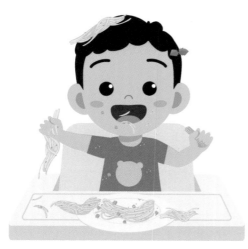

物和进食的兴趣。若出现进食恶心的情况，家长应多次尝试，不用过于担心，更不能把食物做得过于精细。

其次，可以先从更易接受的蔬菜开始，比如好咀嚼的薯类（土豆、山药等）、瓜类（黄瓜、西葫芦、南瓜等），逐步加入其他种类的蔬菜。在饭桌上不要只出现孩子喜欢的食物，若不喜欢吃的蔬菜直接不做，孩子接受的食物范围会越来越狭窄。

另外，可以带着孩子一起到超市购买蔬菜，教他们认识各种蔬菜；也可以和孩子一起种植一些蔬菜，增加兴趣。平时在家可以在摆盘上花些心思，当你每天端出造型各异的蔬菜时，还怕宝宝没兴趣吃吗？同时，家长自己也要多吃蔬菜，做孩子的榜样！

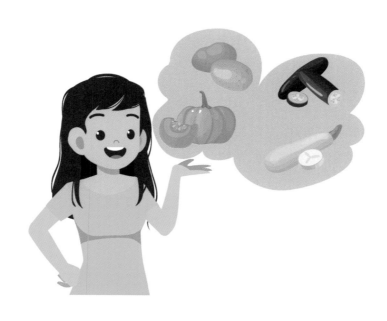

◎ 冬天穿得越多越好吗

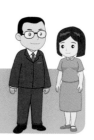

医生，冬天宝宝手脚冷，多穿点，是不是就不容易受凉生病了？

一到冬天，很多家长因为担心孩子感冒，所以会给孩子裹上里三层外三层的衣服。可是，孩子到底穿多少合适呢？

孩子冬天不宜穿太厚的衣服，这不但不舒服，而且更容易患病。

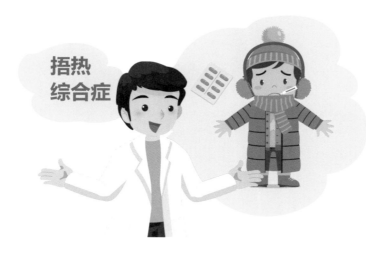

捂热综合症

为什么宝宝冬天不能穿得太厚？

孩子新陈代谢较快，且天生好动，稍微一活动就会出一身汗。如果孩子衣服穿得太多，就很容易出汗浸湿衣物，等活动结束后，被汗浸湿的衣物被风一吹，就会变得冰凉，反而增加了孩子患病的风险。另外，有些感冒是由病毒感染引起的，如果孩子没有接触到病毒，那么也就不会感冒。无论穿得多还是少，都不能预防感冒。

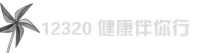
除此以外，说起冬天穿得多的危害，就不得不提最值得家长警惕的"捂热综合征"。当家长把孩子包裹得太严实，宝宝的体温就会升高，升高到一定程度，宝宝就可能脱水，或者代谢紊乱。由于这种情况下的症状表现和发烧相似，很多家长会误以为宝宝发烧了，不仅不给宝宝减衣，反而会添衣，这时候极容易导致宝宝休克。此外，穿得过多还容易引起痱子，甚至影响宝宝自然的发育规律，使得宝宝的精细动作、大动作发育迟缓，学得比同龄宝宝慢。

如何判断宝宝穿得是否合适?

判断宝宝是不是穿得合适，我们可以摸一下宝宝身体中心区域的皮肤，如果宝宝后背、肚子或前胸摸起来温温的且没有出汗，那就说明穿得正合适。因为人手部温度感受器在接触35℃以上的温度时，就会觉得温。

判断宝宝正常体温最合适的身体部位是肚子、前胸、后背等，而非宝宝的手脚。因为小宝宝的循环功能差，手脚温度会比肚子、前胸这些区域的温度更低。

还是不放心的话，可以再观察下宝宝的表现，如果宝宝精神还不错，脸色、唇色也正常，那就放心吧。

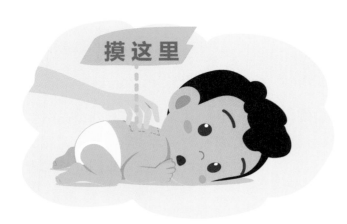

摸这里

在给宝宝穿衣之前，可能你也不确定到底怎么穿合适，不妨遵循这两个原则。

1. 选择纯棉的衣物，保暖且不易过敏。宝宝贴身的衣服，比如内衣、袜子，建议全部选择棉质的，也就是采用天然棉花为原料制成的衣物。相比其他材质的衣物，棉质衣物会更保暖，也更不容易引起过敏。

2. 外出建议重局部保暖。如果宝宝穿得很合适，外出时也要注意保护宝宝暴露在外面的手、头和耳朵。因为孩子的体态和大人不同，头部是其身体主要的散热部位之一；宝宝的循环能力也比较弱，身体的末梢，包括手脚、耳朵等部位，血液循环比较慢，容易出现冻疮。所以出门的时候，建议给宝宝戴帽子、手套、耳罩，穿保暖鞋等来加强局部保暖。

◎宝宝拉肚子，只能喝稀的吗

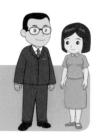

事实上，腹泻期间不吃辅食或者只给予米糊、白粥、米汤，并不会减轻腹泻，反而不利于宝宝的胃肠道功能恢复。

禁食后经肠道摄取的营养素减少，肠黏膜修复所需要的能量和蛋白质不足，并不利于肠道修复。不合理补充营养，哪有力气去和腹泻抗争！

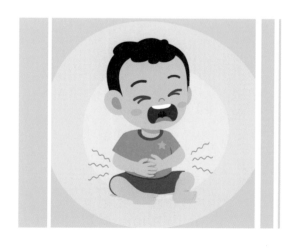

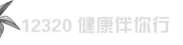

不过，腹泻早期，如果宝宝状态不好，比如呕吐严重，可以禁食1～2小时再重新尝试喂养。依据由稀到稠、由少到多的原则，依据孩子腹泻程度及食欲调整饮食并促进康复。

纯母乳喂养的宝宝：可以继续母乳喂养，可能需要增加哺喂次数及单次喂养的时间，以补充流失的水分。如怀疑过敏性腹泻，乳母需要规避易过敏的食物。如果腹泻超过1周没有好转，可以在医生的指导下换用特殊配方奶喂养，腹泻好转以后再继续母乳喂养。

人工喂养的宝宝：如存在乳糖不耐受或牛奶蛋白过敏，必要时可以换用特殊配方奶喂养，腹泻好转后，再逐步过渡回普通配方奶。

已添加辅食的宝宝：可以继续吃已经尝试过的日常食物，比如谷物、瘦肉、鱼虾、蛋、奶、果蔬……暂缓添加新的食物。

如果进食量减少了，可增加喂养次数。另外，适当调整做法，比如：把辅食做得比平时更细腻一些，可以把肉做成肉泥、肉丸；主食可做含蔬菜、肉类的稠粥、烂面等。

食谱举例：

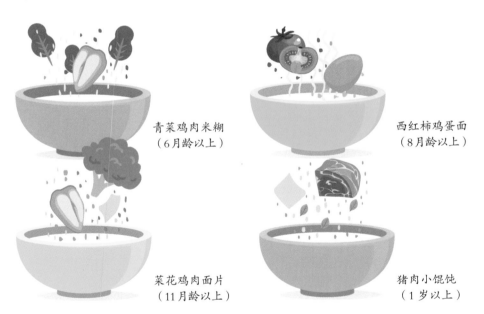

青菜鸡肉米糊（6月龄以上）

西红柿鸡蛋面（8月龄以上）

菜花鸡肉面片（11月龄以上）

猪肉小馄饨（1岁以上）

腹泻期间，这些食物要避开：高糖、高脂食物，如果汁、糕点、饼干、糖果、肥肉、炸鸡、薯片等。富含膳食纤维的食物会加速肠道蠕动，也应避免，如枣、山楂、竹笋、杂粮、豆类等。

睡神宝宝养成记

◎孩子每天睡多长时间属于正常呢

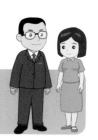

> 医生，我家孩子 **7 岁半**，早晨 **6 点半**起床，晚上 **10 点半**睡觉，这样睡眠时间够了吗?

2021 年教育部印发了《关于进一步加强中小学生睡眠管理工作的通知》，提出了必要睡眠时间——小学生每天睡眠时间应达到 10 小时，初中生应达到 9 小时，高中生应达到 8 小时。美国睡眠医学会（AASM）2016 年首次发布了儿童和青少年最佳睡眠时间共识，睡眠时间建议具体如下图所示：

睡眠时间建议

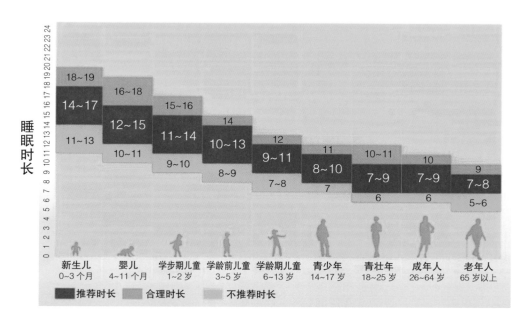

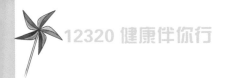

简易图表如下：

年龄段	睡眠时间	是否包括小睡
4～11 个月	12～15 小时	是
1～2 岁	11～14 小时	是
3～5 岁	10～13 小时	是
6～13 岁	9～11 小时	—
14～17 岁	8～10 小时	—

参考文献：Hirshkowitz M., Whiton K., Albert S. M., 等 (2015). National Sleep Foundation's sleep time duration recommendations: methodology and results summary. Sleep health, 1(1), 40-43.

根据美国睡眠医学会和我国教育部的睡眠建议，7 岁半孩子每天 8 小时的睡眠并没有达到这个年龄段要求的睡眠时长，建议提前入睡。一般最好九点前入睡，并保证 10 小时左右的睡眠时间。

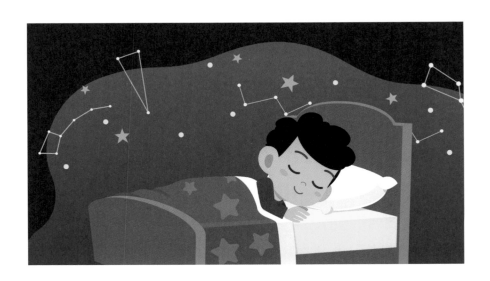

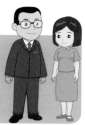

医生，2022 年北京冬奥会上，谷爱凌夺得自由式滑雪女子大跳台金牌，她将自己的夺冠归功于"每天睡 10 小时"。睡眠真的对孩子有这么大的作用吗？

俗话说："一夜好睡，精神百倍；彻夜难睡，浑身疲惫。"充足的睡眠对儿童的生长发育作用巨大，尤其是对青春期的孩子来说，高质量的睡眠是身体发育的重要保障。

那好的睡眠对孩子生长发育有哪些促进作用呢？

1. 睡眠好可以促进孩子生长

睡眠是影响生长的重要因素，人体生长激素呈脉冲式分泌，具有昼夜节律性。睡眠中生长激素高峰时的分泌量超过白天分泌量的 5 ～ 7 倍，深度睡眠下生长激素大量分泌有两个高峰，第一个是 21：00 ～次日 1：00，第二个是凌晨 5：00 ～ 7：00。家长要牢牢抓住这两个阶段，不打扰孩子，尽量让孩子在 21：00 前入睡。孩子睡眠不足，生长激素脉冲式分泌会缺少高峰，从而影响最终身高。

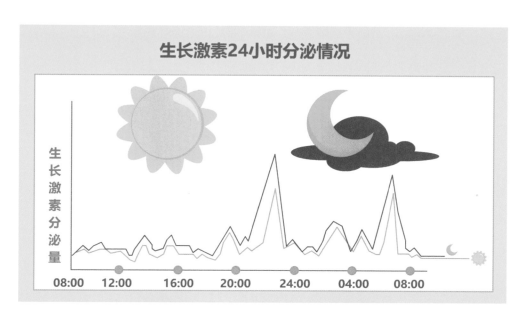

生长激素24小时分泌情况

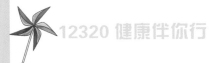
2. 睡眠还会影响孩子的体重

儿童的体重变化也受睡眠影响。睡眠时间较短可能与超重有关。这其中主要的原因是脂质代谢也同样存在昼夜节律问题。当昼夜节律紊乱时，会导致白色脂肪积累、脂肪细胞肥大，从而导致肥胖、高脂血症、肝脂肪变性、高甘油三酯血症、高胆固醇血症等。

3. 睡眠还与孩子性早熟有关

睡眠不足可能通过影响肥胖发生风险的方式导致性早熟发生。肥胖主要通过瘦素、吻素、胃饥饿素和胰岛素抵抗影响性早熟发生。此外，睡眠不足可能导致褪黑素分泌异常。性早熟患者的褪黑素水平谱也存在异常。

4. 好的睡眠还可增强孩子免疫力

高质量睡眠是良好免疫力的关键因素，也是抵御疾病的第一道防线。长时间睡眠不好，会影响免疫系统恢复，降低孩子的机体免疫力。

◎ 为了宝宝更好地睡眠，家长需要做什么呢

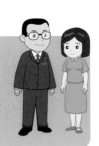

医生，我家宝宝 **2** 岁，晚上 **10** 点还特别兴奋，一点睡意也没有，上床后还要讲故事、玩玩具、看 iPad，夜里翻来覆去睡不沉。怎么才能让宝宝睡得早、睡得安稳呢？

1. 要让宝宝知道床的用途 。不睡觉的时候不要在床上活动，如给孩子讲故事、玩耍、看电视或 iPad 等。让孩子认识到，床仅仅是用来睡觉的地方，培养孩子只要一到床上就产生"我要安静下来，准备睡觉了"的条件反射。

2. 为宝宝安排恰当且固定的睡前活动。睡前 15 ～ 30 分钟开始睡眠程序，比如洗澡、抚触、拉窗帘、说晚安、放助眠音乐、睡前熄灯等，提醒孩子"做完这些事情我就要睡觉了"。家长尽量不要让孩子在睡前玩手机，因为屏幕蓝光会影响褪黑素的分泌，大大扰乱生物钟。

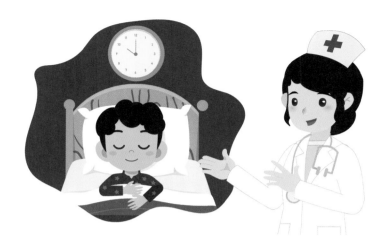

3. 适当给予睡眠奖励。给予宝宝适当的睡眠奖励，保证奖励是具体且可马上获得的，多个小奖励比单个大奖励更有效，能让孩子目睹到自己的进步。

4. 建立良好的睡眠作息规律。定时睡，定时起。睡前不宜过饱、过饥。家长应注意，孩子不是累了才要睡，而是到了时间就必须得睡。上床后家长就不要和孩子有互动了，无论多晚睡着，第2天起床的时间固定，从而帮助孩子逐步把入睡时间提前，保障整体的睡眠需求和质量。睡眠规则一旦建立，家长的执行比孩子的遵守更重要。外出度假忽视孩子睡眠时间、因为孩子的需求肆意修改睡眠习惯都是不提倡的。

0～3个月	观察睡醒模式，识别困倦信号；欲睡还醒放床上；仰卧位安置睡眠；鼓励夜间睡眠
4～11个月	规律作息；积极睡前程序；优质睡眠环境；自主入睡，自我安抚
1～2岁	规律作息；卧室环境一致；鼓励使用安全物
3～5岁	规律作息；积极睡前程序；统一睡眠环境，凉爽、安静、黑暗，没有电子产品
6～13岁	健康睡眠习惯；睡眠规律；避免咖啡因；卧室有助于睡眠
14～17岁	避免咖啡因、尼古丁和酒精；避免熬夜学习、玩电游；避免睡前争吵；避免开着电子产品睡觉；避免夜晚亮光；周末补睡不要太长，以免生物钟紊乱

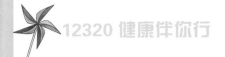
5. 营造适宜的睡眠环境。卧室温度适宜、空气新鲜、被褥合适。睡前避免过度兴奋。家长态度和蔼、动作轻柔，让幼儿自行入睡。

6. 其他注意事项。首先，不能穿厚衣服睡觉。其次，不宜睡软床。最后，儿童不宜和大人一起睡，也不宜用大人的枕头。可让宝宝睡在成人床旁边的小床上，既方便照顾又让宝宝拥有独立的睡眠空间。

◎睡觉磨牙是肚子里有虫吗

宝宝晚上睡觉后会磨牙，是肚子里有虫吗？

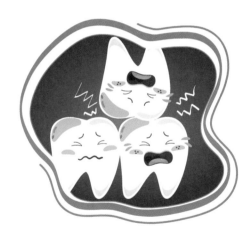

导致孩子磨牙的原因并不明确，可能和儿童睡眠行为异常疾病相关。

1. 肠道寄生虫病。蛔虫和蛲虫可以产生刺激肠道的毒素，使肠道蠕动加快或肛门瘙痒；还可刺激神经，使神经兴奋，可能导致磨牙。虽然很多家长认为磨牙的祸首是寄生虫，但是近年来，由于卫生习惯和生活条件改善，寄生虫引起的磨牙比较少见了。

2. 消化功能紊乱。孩子晚间吃得过饱或睡前进食，入睡时胃肠道不得不加班加点地消化食物，由于负担过重，会引起睡觉时不自主地磨牙。

3. 精神过度紧张。孩子入睡前玩耍过度、在晚间看了惊险的打斗电视或受到爸爸妈妈的责骂等，这些可能引起压抑、不安和焦虑情绪，从而引起磨牙。

4. 营养不均衡。孩子挑食，特别是不爱吃蔬菜，不喝牛奶，导致各种维生素和微量元素缺乏，引起面部咀嚼肌不由自主地收缩，引起磨牙。

5. 牙齿生长发育不良。佝偻病、营养不良、先天性个别牙齿缺失等原因，使孩子的牙齿发育不良，上下牙接触时咬合面不平，也是夜间磨牙的原因。

宝宝磨牙应该怎么办呢？

磨牙在儿童中很常见，大多不会引起明显症状，不需要治疗和处理，会随着年龄增长逐渐减少。

预防儿童磨牙的方法有：

1. 睡前放松，比如在入睡前泡泡热水澡、听听轻音乐等。

2. 避免进食兴奋性食品和饮料，像咖啡、巧克力、可乐等。

3. 改善睡眠环境，温度适宜，安静，黑暗，被褥合适等。

4. 均衡饮食，多吃富含维生素、钙磷等营养的食物。

5. 缓解孩子的压力，放松心情，调整心态。

6. 热敷上下颚，可松弛咬合肌肉。

7. 睡前一定要刷牙，晚饭不要过饱，睡前不要进食。

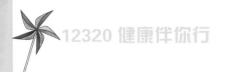

补钙那些事

◎ 骨头汤可以补钙吗

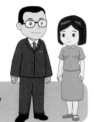

医生，我们家宝宝缺钙，是不是要多喝点骨头汤啊？

长久以来很多人认为骨头汤"营养丰富"，特别是富含钙，是身体滋补佳品，事实真的如此吗？

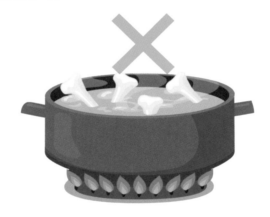

单纯喝汤并不能获取很多营养物质，因为肉汤中的营养成分只有肉中的 1/10 左右，甚至更低，主要营养成分还是在肉里。至于补钙，汤里的钙含量一般在 2mg/100mL 左右，且骨头中的钙，大多数以羟基磷灰石形式存在，在水中基本不溶解。

宝宝每天需要多少钙摄入呢？根据《中国居民膳食营养素参考摄入量》，宝宝每天钙的推荐摄入量：0 ～ 6 月龄 200mg/d，7 ～ 12 月龄 250mg/d，1 ～ 3 岁 600mg/d，4 ～ 18 岁 600 ～ 1000mg/d。所以我们来换算一下，如果要补 100mg 的钙，就需要喝 5000mL 的汤，宝宝怎么能喝得下去呢？且长时间熬煮的骨头汤含有较多脂肪和嘌呤，多喝对身体反而有害无益。

那吃什么能很好地补钙呢？牛奶和奶制品中的钙含量丰富，吸收率高，每100mL牛奶钙含量约在100mg，所以对于小婴儿来说，保证奶量即可保证足够的钙摄入，大年龄的儿童每天摄入400mL左右牛奶，就能补钙约400mg，加上其他膳食中的钙，基本也能满足对钙的需求。不同食物中的含钙量，家长们可以参考下表。

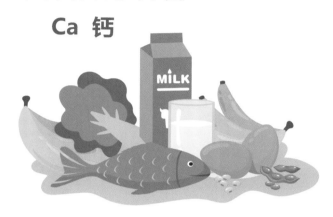

Ca 钙

食物名称	重量（g）	食物名称	重量（g）	食物名称	重量（g）
芝麻酱	25.6	紫菜（干）	113.6	豌豆	283
虾皮	30.3	黑木耳（干）	121.5	牛奶	298
榛子（炒）	36.8	海带（水发）	124.5	空心菜	303
奶酪（干酪）	37.5	荠菜（雪里蕻）	130.4	小白菜	333.3
豆腐干（卤干）	41	豆腐丝	147.1	腐竹	389.6
黑白芝麻	43.5	黄豆/大豆（干）	157.1	大白菜	600
配方粉	100	豆腐（北）	217.4	馒头	1 500
海米	54.1	咸鸭蛋	254.2	豆腐（内酯）	1 762.7
河虾	92.3	酸奶	254.2	大米	2 142
千张	95.8	豆腐（南）	258.6	豆浆	3 000
花生仁（炒）	105.6	油菜	277.8	肉	5 000

表中为提供300mg钙所需要的常见食物量

所以，宝爸宝妈们，喝骨头汤给宝宝补钙的做法推荐吗？答案是：不推荐！

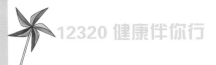

◎孩子出汗多，肋骨外翻，需要补钙吗

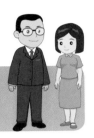

医生，我家宝宝8个月，夜里睡觉经常出汗，肋骨下面凸出来，会不会是缺钙啊？

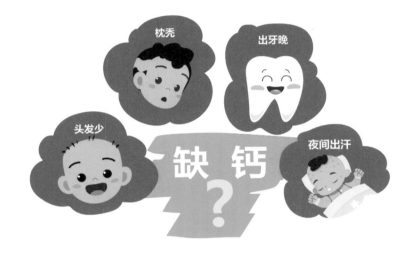

　　小宝宝出汗是很正常的现象，因为儿童汗腺较发达，汗腺分泌由迷走神经控制。睡着后，迷走神经兴奋导致出汗多，一般以头、面部出汗为多，但是睡后一两个小时内就会缓解。宝宝出汗多还和生长发育期新陈代谢旺盛有关，也和睡眠环境因素，如室内温度、湿度、宝宝穿衣厚度等均有关系。但与缺钙没多大关系。

　　肋骨外翻是指最下缘的肋骨超出身体的外缘的现象。婴幼儿的正常生理发育过程中，基本上每个婴幼儿都有点肋骨外翻，因为宝宝的肋骨比较软，腹式呼吸的呼吸方式幅度又比较大，处于肋骨最下端的几根常常会随着呼吸向外扩，就形成了肋骨外翻。此外，由于婴幼儿膈肌比较僵硬，也会出现不同程度的肋骨外翻，当孩子躺、坐、站时，肋骨外翻的情况会更加明显。但是随着孩子的生长发育，到2岁左右，开始胸式呼吸和腹式呼吸联合起来作用，3岁左右，肋骨外翻的现象会逐渐消失。所以，这种外凸是正常的生理现象。因此，缺钙确实可能会导致孩子肋骨变形，但反过来却不成立，肋骨外翻不等于缺钙。

那什么情况才和缺钙有关？通常是营养性佝偻病，它是指维生素 D 或钙缺乏引起的佝偻病。事实上，佝偻病的临床表现并不是肋骨外翻，而是颅骨软化、鸡胸、O 型腿、肋膈沟、手镯征等体征。

医生，那我家宝宝这个情况需要补钙吗？

根据《中国居民膳食营养素参考摄入量》，婴幼儿钙的适宜摄入量为：0～6 个月 200mg/d；7～12 个月 250mg/d；1～3 岁 600mg/d；4～6 岁 800mg/d。一般来说，母乳含钙约为 35mg/100mL，钙的吸收率较高。配方奶中含钙量更高，为 50~100mg/100mL，钙的吸收率不如母乳高。普通纯牛奶中的钙最多，可以达到 100～120mg/100mL。只要合理饮食，保证充足的奶量，注意补充维生素 D 帮助钙吸收，另外添加辅食时，把豆制品、芝麻酱等富含钙质的食物加入食谱中，保证食物种类多样化，孩子是不会缺钙的。

食物多样性

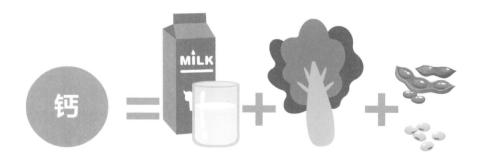

由此可见，多汗、肋骨外翻并不一定是缺钙引起的。宝宝是否需要补钙、怎么补，需专业医生检查评估后决定。

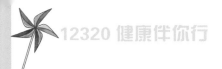
◎ 晒太阳可以补充维生素 D 吗

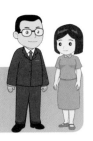

医生，既然孩子不缺钙，也不需要额外补钙，那要补充维生素 D 吗？晒太阳就可以补充维生素 D 了吗？

　　晒太阳的确是身体获取维生素 D 的一种方式。人体皮肤中有一种叫作 7- 脱羟基胆固醇的物质，经太阳光的紫外线照射后，可转变为维生素 D3，这是人体维生素 D 的主要来源。经常晒晒太阳、进行户外活动，有助于维生素 D 的补充，促进钙质吸收。

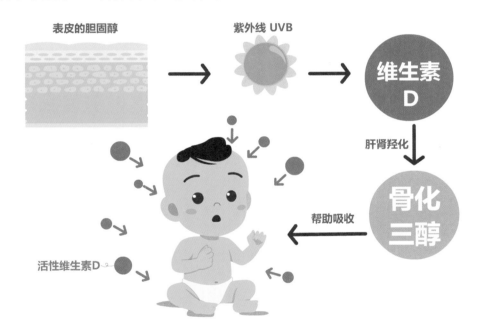

医生，北方冬天很冷，在屋里关好窗户晒太阳可以吗？

　　紫外线分为不同的光波，分别是 UVA、UVB、UVC，不同的光波穿透玻璃的效果不同。而让身体获得维生素 D 的光波——UVB，不能很好地穿透玻璃，因此不可以关窗晒太阳，这样起不到补充维生素 D 的作用。

在晒太阳的时候，将宝宝的手、脚部位的皮肤暴露出来，让其充分照射到太阳。不过需要注意，太强的阳光会对宝宝的眼睛造成影响，所以在晒太阳的时候，最好遮挡一下眼睛，以免阳光直射眼睛。需要选择天气状况良好的时候去户外晒太阳，如果是阴天、下雨天，外面基本没有太阳，获得维生素 D 的效果就差很多。建议一周内选择 2 ～ 3 天在户外晒太阳。在春季和夏秋季，早上 8 ～ 10 点钟的阳光比较温和，可打开窗户；正午的阳光比较强烈，在树荫或者屋檐下也可获得较多紫外线。冬季户外气温低，皮肤暴露少，影响维生素 D 的获得。

医生，宝宝经常晒太阳，如果还是缺乏维生素 D，那怎么办呢？

在冬季或光照不足的地区，宝宝光靠皮肤合成的维生素 D 远远不够生长发育需要；平时从天然食物中获取的维生素 D 也非常少，因此，出生后就需要长期补充维生素 D。如果担心维生素 D 缺乏或过量，建议咨询专业医生，做相关检查之后来判定。

年龄（岁）	中国居民膳食维生素 D 推荐摄入量 (ug/d)
0 ～	10（AL）
0.5 ～	10（AL）
1 ～	10
4 ～	10
7 ～	10
9 ～	10
12 ～	10
15 ～ 18	10

按照《中国居民膳食营养素参考摄入量》

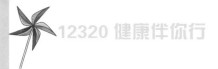

◎维生素 AD 可以长期服用吗

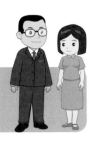

医生，我们家宝宝每天吃 1 颗维生素 AD，可以长期吃吗？维生素 A 吃多了会中毒吗？

维生素 A 及维生素 D 均为脂溶性维生素，对儿童生长发育非常重要。

维生素 A 是视网膜细胞的重要组成成分，对眼睛的暗视觉十分重要，还具有促进生长发育、促进免疫功能、影响造血等多方面功能。维生素 A 缺乏会影响婴儿视觉发育和免疫功能，增加贫血以及肺炎、腹泻等感染性疾病的易感性，增加干眼症和夜盲症的发生风险。

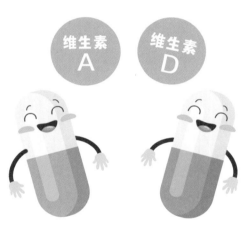

维生素 D 可促进人体对钙质的吸收，增强牙齿和骨骼的强度，还有促进皮肤细胞生长、分化及调节免疫功能等作用。因此相关指南中推荐正常儿童出生后即可补充维生素 D 400IU/d。

我国儿童到底缺不缺维生素 A 呢？我国 3 ～ 5 岁儿童维生素 A 缺乏率为 1.5%，维生素 A 缺乏发生率处于相对较低水平。但我国 3 ～ 5 岁儿童维生素 A 边缘缺乏率为 27.8%，与是否服用维生素 A 补充剂及剂量有关。

为了预防维生素 A 缺乏，推荐婴儿出生后应及时补充维生素 A 1500IU/d ～ 2000IU/d，持续补充到 3 岁；针对高危儿童，可采取补充维生素 A 加食物强化的策略，提高维生素 A 摄入量。

那给孩子补充维生素 A 会中毒吗？目前国内报道的维生素 A 中毒，多发生于一次性误食大量动物肝脏或一次性服用大剂量（超过 30 万 IU）维生素 A 制剂引起，我们平时补充的维生素 AD 剂量是 1200IU/d ～ 1500IU/d，离中毒剂量还是非常遥远的。

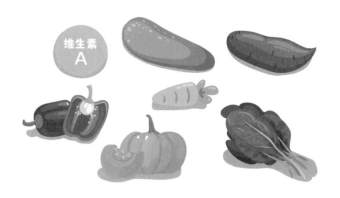

◎不吃饭不长个，是缺微量元素吗

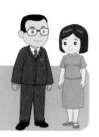

医生，我们家孩子不爱吃饭，最近身高也没怎么长，是缺微量元素吗？

我们人体内的营养素包括宏量营养素、微量营养素及其他膳食成分。宏量营养素是人体中最主要的营养素，包括碳水化合物、脂肪、蛋白质，为我们生长提供最主要的能量。微量营养素包括矿物质和维生素，而微量元素是指体内含量小于 0.01% 或每日需要量小于 100mg 即能维持正常生长和代谢等生理功能的矿物质，通常包括铁、锌、碘、铜等。

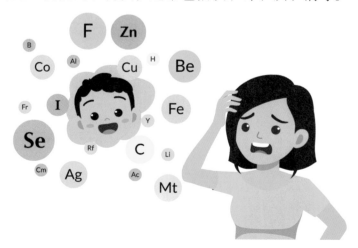

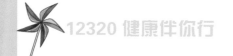
孩子不爱吃饭的原因有很多：可能是孩子零食、水果吃太多，影响正餐食欲；可能是食物品种太单一，或是烹煮口味不佳；可能是孩子活动量不大，没有饥饿感；也可能孩子本身胃口小，饭量不能达到家长预期，显得不爱吃饭；甚至是天气炎热或疾病状态导致孩子胃口下降。

改变喂养方式，增加活动量，可以改善孩子食欲。同时定期监测孩子生长发育速率，不要过度攀比，科学评估孩子的生长。

孩子长期吃饭差，营养摄入不够，当然会影响身体中的各项营养素的摄入，难以满足儿童生长发育和生理所需，短期内会影响体重的增长，长期会导致身高增长不良。而我们还需要关注的是：儿童的身高增长受多方面影响，包括遗传、营养、疾病、睡眠、运动、心理等。对于孩子来说，合理的营养、适当的运动、优质的睡眠、良好的情绪，都能充分激发身体增高的潜力。

还要告诉宝爸宝妈们，不能仅凭血液甚至是头发、末梢血的微量元素检测来判断是否缺乏微量元素。因为微量元素在人体内含量本身就很少，血液检查并不准确。要判断微量元素是否缺乏，往往还要参考孩子是否出现相关的临床症状。比如缺锌的孩子，除了食欲减退，还可能出现生长发育落后、免疫功能降低而反复感染、异食癖、皮肤粗糙、皮炎等症状。缺铁的孩子，除了食欲减退，还可能出现面色苍白、经常疲倦乏力、认知障碍等症状，查血常规往往会发现贫血。

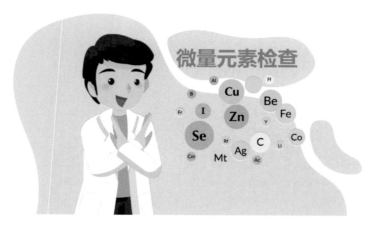

保证孩子良好成长，平衡膳食是非常重要的。膳食提供的营养不仅补充了机体需要的微量元素，更能保证身体宏量营养素的摄入，为生长发育提供足够的能量。

"不听话"的宝贝

◎喜欢咬指甲怎么办

孩子为何老是咬指甲、吮手指?

我们要知道孩子为什么喜欢咬指甲。

1. 精神因素:咬指甲可作为儿童应对心理应激的一种方式。当孩子在第一次遭受某种心理刺激(如父母争吵、老师批评、进入陌生环境等)时,会不自觉地咬指甲,在这个过程中分散了注意力,压力得到部分缓解。如果上述情况长期存在、得不到解决,咬指甲就可能持续存在,从而形成习惯。

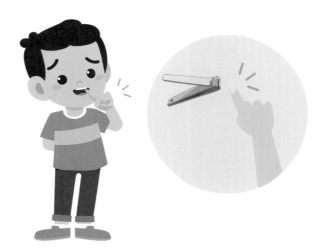

2. 模仿:他们可能会模仿幼儿园、学校有咬指甲习惯的同伴,从而习得咬指甲这种行为,并固定下来。

3. 不良卫生习惯:父母未养成定期为孩子剪指甲的习惯,当指甲长到一定长度或指甲出现了倒刺时,孩子就会用牙咬掉它。

医生，怎么改掉咬指甲的坏习惯呢?

1. 去除原因：消除儿童的心理应激因素是克服咬指甲行为的关键所在。首先，要分析孩子咬指甲的原因，针对孩子所遇到的情况，父母有的放矢地帮助解决问题，而不是一味地纠正咬指甲行为。其次，要建立良好的生活习惯，向孩子说明咬指甲是不卫生的坏习惯，既不雅观，还会把指甲咬坏，引起出血、疼痛，甚至引发疾病。同时鼓励孩子多参加集体活动，陪伴孩子做他们感兴趣的活动，保持愉快的心情。避免孩子长时间独自一人在家。

2. 厌恶治疗：可尝试用苦味剂（如牙膏、芥末等）涂擦手指，这样可有效地消除这种不良行为。

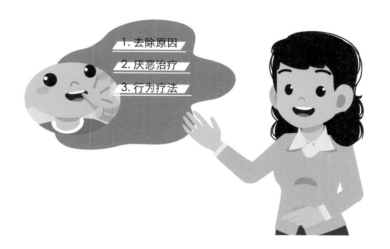

3. 行为疗法

奖励法：根据孩子自己的记录，统计出每天咬指甲的次数，父母有目的地制定一个"目标"，如每天只能咬指甲 5 次，要求孩子达到这个目标。在孩子达到这个"目标"后，及时奖励，奖励一定是孩子喜欢的活动，如户外郊游、讲故事、下棋等。巩固一周，然后再制定第二个"目标"，如每天只能咬指甲 3 次，在孩子达到第二个"目标"后，再巩固一周。然后再制定第三个"目标"，再要求孩子去达到新的目标，依次进行，循序渐进地减少咬指甲的行为，直至消失。

替代法：教孩子一些在很想咬指甲时使用的替代方法。如把手放在身体一侧，用力握拳，直到手和臂感到紧张为止。如果孩子出现咬指甲的念头，可以做此活动2～3分钟，以替代并逐步减少咬指甲的不良行为。另一种替代方法是把双手放在头顶上或把双手放在背后，并双手扣紧，也会中止咬指甲的不良行为。当替代成功后，鼓励孩子适当地强化自己的行为，比如吃一小块糖，以增强这种活动意识。

松弛法：如果咬指甲的不良行为主要是由过度紧张或焦虑引起的，就应该帮助孩子改变这种过度紧张或焦虑的状态，提示控制放松是主要方法之一。让孩子自己说提示词，如"要冷静"或"控制住"，默默重复，从而得到放松，同时要让孩子注意自己的呼吸。一旦掌握了这一技巧，就要让孩子认识到咬指甲与情绪有关，在日常生活中也要注意控制自己的情绪。

◎经常哭得憋气，怎么办

宝宝经常哭得憋气是怎么回事呢？

孩子剧烈哭闹后，有时会出现嘴唇青紫、憋气的表现，可哭完过一会儿，孩子的面色、唇色会恢复红润，呼吸平稳，安静地睡去，经过医生的临床检查，也没有发现明显异常，这个现象可能是屏气发作。

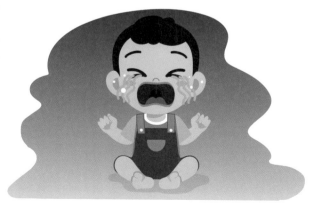

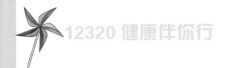
什么是屏气发作呢?

屏气发作，又称呼吸暂停症，指儿童在剧烈哭闹时持续屏气出现呼吸暂停的现象，是婴幼儿的一种紧张性行为，常见于 6 个月～6 岁的儿童，6 个月以前和 6 岁以后均少见。

什么原因会导致屏气发作?

1. 脑功能发育不完善：婴幼儿脑功能不完善，对自主神经和情绪活动的调节控制能力较弱，因此可能会出现屏气发作。

2. 儿童特殊的气质类型：如孩子往往反应强度大、易激惹、任性，遇上情绪诱因刺激（如疼痛、恐惧、要求得不到满足）容易发作。同时，初次发作后，父母不恰当的反应无意间使得该行为被强化，并维持下去。

3. 养育方式：骄纵、溺爱的家庭养育方式也是常见的诱发原因。

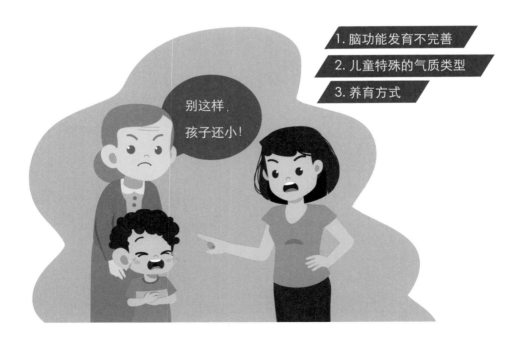

屏气发作有什么表现呢？

典型的屏气发作表现为婴幼儿受到物理或情绪刺激，哭闹时，在过度换气后出现屏气、呼吸暂停、口唇青紫、四肢强直等现象，严重的可出现短暂的意识丧失、角弓反张、四肢阵挛性抽动等症状。发作停止后，患儿全身肌肉松弛，呼吸恢复，面色转红，意识清楚，活动如常。

屏气发作的时间一般为 0.5 ~ 1 分钟。大多数小儿神志立即恢复，少数小儿会暂时性发呆、不哭、不说话，也有的小儿立即入睡。发作的次数因人而异，轻的几天、几个月发作一次，重的一天发作几次。

屏气发作的早期，发作可能非常频繁，3 ~ 4 岁以后渐渐减轻，6 岁以后一般均可停止发作。

屏气发作应该如何治疗呢？

1. 改变不良的教养方法：避免对孩子过分娇惯、溺爱，不要无限制地满足孩子的要求，否则一旦要求被拒绝，容易诱发屏气发作。避免粗暴的养育方式，建立适当的行为规范，可以减少屏气发作。

2. 避免不良的心理刺激：适当避免疼痛、恐惧等不良心理刺激，以避免诱发屏气发作。让孩子多参加一些集体活动，利用游戏、故事教育孩子在遇到困难时，懂得如何正确地处理挫折，自己去解决问题。

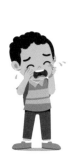
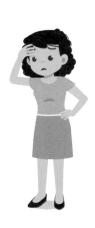
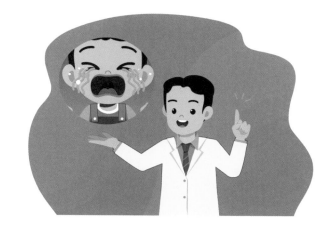

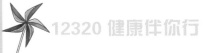
3. 药物治疗：一般情况下不采取药物治疗。发作过于频繁，会引起脑供氧不足，应在医生指导下，服用小剂量的镇静剂，如阿普唑仑。有铁缺乏的儿童，建议在医生指导下补充铁剂。

◎孩子不愿意离开妈妈去上幼儿园怎么办

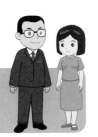

医生，宝宝 3 岁刚上幼儿园，每天不愿离开妈妈去幼儿园，该怎么办呢？

不愿意上幼儿园的宝宝，可能存在分离性焦虑。分离性焦虑多见于 3 ～ 5 岁的学龄前儿童，表现为当儿童与依恋对象（通常是母亲）分离或离开熟悉环境时，出现不现实的担心和过度焦虑。如果焦虑症状持续时间超过 4 周，并且影响正常的学习、生活和社会交往，儿童可能就患上了分离性焦虑障碍。

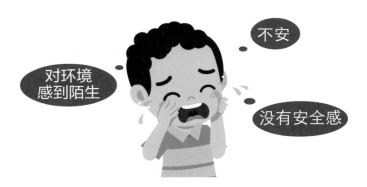

哪些孩子容易出现分离性焦虑呢？

1. 从小就表现出性格内向、害羞、胆小，在面临新环境及不熟悉的人时会出现回避行为的。

2. 与抚养者是不安全依恋或回避型依恋模式的。

3. 两系三代存在焦虑症病史的。

4. 父母采用过度控制和过度保护的教养方式的。

分离性焦虑的主要表现有哪些呢？

分离性焦虑的表现主要涉及孩子的情绪体验、认知、行为及生理感受四个方面，具体可表现为：

情绪体验	紧张、烦躁、恐惧、不安、注意力难以集中等。
认知	害怕与依恋对象分离后会发生不幸。
行为	坐立不安、哭泣或者尖叫、咬指甲、回避、黏人、拒绝上学等。
生理感受	心慌、头痛、心跳快、胸闷、食欲不佳、肠胃不适等。

孩子出现分离焦虑该怎么办呢？

1. 给孩子一个适当的陪伴和过渡过程。在幼儿园允许的条件下，家长可以先适当陪伴孩子一周的时间，逐渐增加分离的时间。另外，家长还可以在入园前先带孩子去幼儿园熟悉一下环境，提前认识老师，为孩子入园起到过渡的作用。

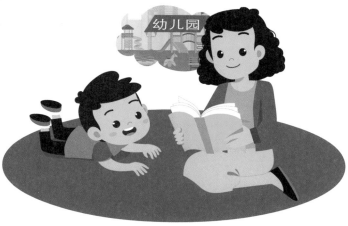

2. 要对孩子说"再见"，然后再离开。不可强行将孩子抱进幼儿园，否则会使孩子失去对父母和老师的信任，让孩子对今后上幼儿园更加抗拒。父母当孩子面说完"再见"之后再离开，可以让孩子明白，过一会儿还会和父母再见面。这能增强孩子的掌控感，让他更有勇气面对新环境。

3. 可以让孩子带喜爱的玩偶。在幼儿园午睡时，孩子如果可以抱上自己喜欢的玩偶，会有安全感，可以减轻分离焦虑。孩子也可带一些增加安全感的物品，比如小卡片或者幸运小物件之类的（注意要符合幼儿园的要求或安全性），让孩子知道这些物品是带着"妈妈的爱"的，是可以保护他的，这样也可以缓解孩子的焦虑。此外，幼儿园也可以让孩子自己收拾小水杯、小水壶之类的物品，增加孩子的代入感。

4. 教会孩子表达自己的感受和需求，鼓励孩子多跟其他小朋友接触。可以经常带孩子与别的小朋友交往、玩耍；最好教会孩子自己吃饭、喝水、上厕所。同时还要教会孩子用语言表达自己最基本的需求。

5. 准备上幼儿园之前，通过读绘本、讲故事、做游戏等和孩子角色互换，安抚分离焦虑情绪。这类游戏可多做几次，让孩子加深记忆，这样当孩子真正上幼儿园时就很少会哭闹了。面对孩子初入幼儿园的"分离大战"，家长们一定要先从自己做起，首先克服自身的焦虑，提前做好准备，然后科学引导孩子，帮助孩子度过最初的没有安全感的阶段。要学会适当放手，孩子才会更好地成长。

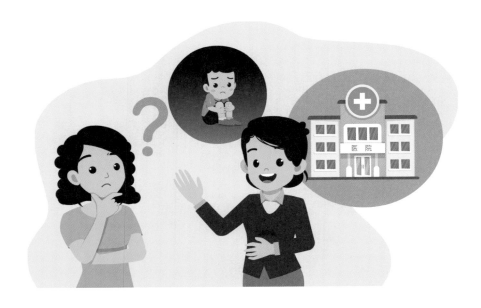

◎孩子不愿意和小朋友一起玩，是内向吗

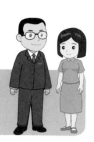

医生，宝宝在幼儿园不说话也不愿和人交往，老师建议来医院检查。这是怎么回事呢？

一些孩子2岁多了，还不会喊爸爸妈妈，老人总认为孩子大了就会好。但是到了托儿所或幼儿园，老师会发现这些孩子除了话少，和其他小朋友也玩不起来，有的孩子还到处乱跑，行为冲动，不听指令。老师可能会要求家长带孩子到医院检查，以便尽早排除"孤独症"等疾病。

那什么是孤独症呢？

孤独症，又名"孤独症谱系障碍"（ASD），俗称"自闭症"，是一类神经发育障碍，以社会交往障碍、语言沟通障碍、兴趣狭窄为主要特点。

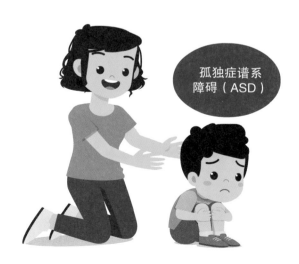

孤独症谱系障碍（ASD）

3 岁前是发现孤独症的关键时期，家长要密切关注是否有以下"五不"行为。

1. 不（少）看：指目光接触异常，ASD 患儿早期即开始表现出对人眼部的注视减少，即目光对视减少。有些 ASD 患儿即使可以对话，但是面对面的注视仍然不正常。

2. 不（少）应：包括叫名反应和共同注意。叫名反应表现为：幼儿对父母的呼唤充耳不闻，叫名字不敏感。共同注意表现为：幼儿借助手指指向、眼神等与他人共同关注二者之外的某一物体或者事件减少。

3. 不（少）指：缺乏恰当的肢体动作，无法对感兴趣的东西提出请求，不会点头表示需要、摇头表示不要，不会有目的地指向、比画手势，请求帮忙时经常拖动大人的手臂。

4. 不（少）语：多数 ASD 患儿存在语言发育延迟。

5. 不当：指不恰当的物品使用及相关的感知觉异常，例如将小汽车排成一排，旋转物品并持续注视，自己转圈圈等。言语的不当也应该注意，如正常语言出现后，发生言语的倒退，出现难以听懂、重复、无意义的语言。

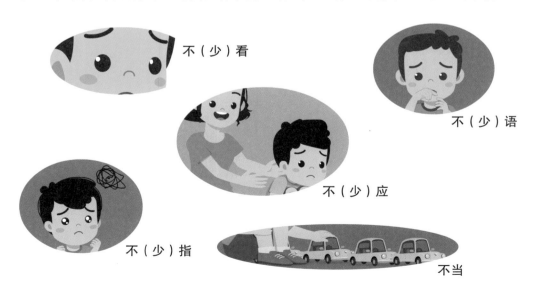

不（少）看

不（少）语

不（少）应

不（少）指

不当

如果孩子有以上这些可疑症状该怎么办？

　　发育监测是早期发现问题的重要方法，家长在"五不"行为中发现孩子有类似行为的，需要将孩子带至专科门诊检查以进一步明确。如果检查结果异常，不宜采取"等等、看看"的态度，需要积极进行孤独症综合评估和专业训练。

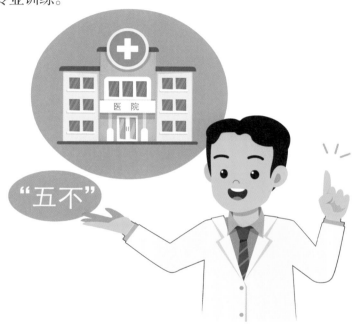

孩子确诊为孤独症后，家长该怎么办？

　　1. 掌握正确的疾病知识，通过和专业人员的交流，更好地理解患儿的症状、治疗方法和可能的预后。

　　2. 保持情绪稳定，以积极的心态面对生活，并寻求各种资源对患儿进行治疗、训练。

　　3. 参加家长培训班，掌握家庭干预训练的基本方法，能够与老师较好地配合。

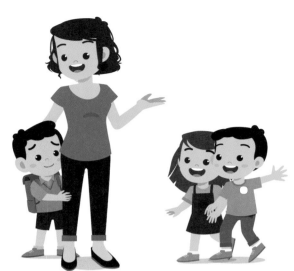

4. 鼓励儿童社交，避免出现回避社交的行为，同时减少儿童接触电子屏幕的时间，增加家庭成员的交流机会。

◎ 6 岁孩子尿床正常吗

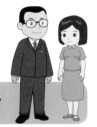

医生，我家孩子 6 岁了，晚上还经常尿床，正常吗？

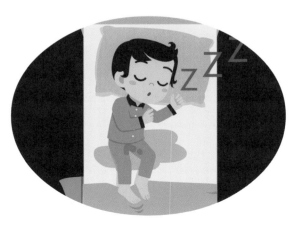

一般情况下，孩子在 2 ～ 3 岁就能控制夜间排尿，能够坚持夜间起夜一次，但是夜间仍可能无意识排尿，这是一种正常现象。随着孩子长大就能够主动控制夜间排尿。

如果孩子 5 岁后仍频繁尿床，就可能患上了遗尿症。

遗尿症的发病原因是什么?

儿童遗尿症也就是常说的尿床。是一种常见疾病,其发病机制十分复杂,涉及中枢神经系统(若干神经递质和受体)、生理节律(睡眠和排尿)、膀胱功能紊乱以及遗传等多种因素。简单概括为:抗利尿激素分泌不足,功能性膀胱容量减少,睡眠过深,便秘、压迫膀胱,晚餐后饮水过多以及心理因素。

遗尿症的危害有哪些?

尿床是影响儿童心理健康的第三大创伤事件,仅次于父母离婚和吵架。

1. 遗尿症影响患儿睡眠质量,可能影响生长激素的分泌,进而影响生长发育。

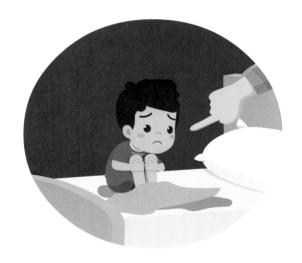

2. 遗尿症患儿自尊心和自信心受挫,严重影响心理健康发展,长此以往还可能会影响患儿正常的人际交往能力。

3. 如果遗尿问题不能得到有效解决,还会导致孩子的注意力下降、记忆力变差、反应迟缓、大脑发育受到影响。

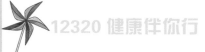

孩子患有遗尿症，该怎么办呢？

儿童遗尿症是一种常见病，家长不必过度担心和紧张，及时就诊、规范治疗是关键。

对于遗尿症患儿，不应过分指责和否定，而应指导孩子建立积极的生活方式。家长可以帮助孩子调整作息习惯，如白天正常饮水，晚餐清淡，睡前 2 ~ 3 小时不再进食和饮水；设立奖励制度，养成良好的排尿、排便习惯等。

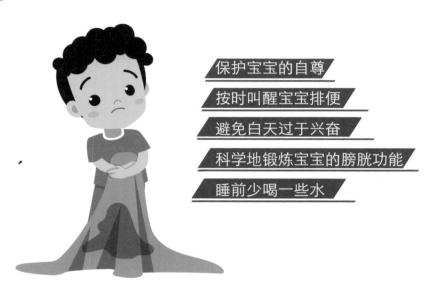

保护宝宝的自尊

按时叫醒宝宝排便

避免白天过于兴奋

科学地锻炼宝宝的膀胱功能

睡前少喝一些水

对待儿童遗尿症，家长应及时带孩子到正规医院的遗尿症专病门诊或儿童肾脏科／泌尿外科等就诊，在医生的指导下进行规范的治疗。醋酸去氨加压素和遗尿报警器是目前多个国际儿童夜遗尿指南中的一线治疗方法，选择一种或联合治疗可有效治愈大部分的儿童单症状性遗尿症。

儿童遗尿症并不可怕，及时诊治，大部分患儿在三个月到半年的时间可以完全治愈。

"贵人"开口迟是真的吗

◎不会讲话，为什么要查听力呢

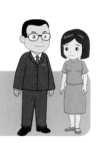

医生，我家孩子 2 岁了，还不会喊"爸爸妈妈"，爷爷奶奶说开口迟没关系的，真是这样吗?

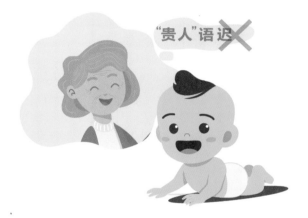

其实大部分"贵人"都不语迟，相反，"贵人"的语言发育一般比同龄孩子好得多，譬如1岁多会讲很多话，2岁会背诵诗歌、唱歌等。"贵人语迟"的说法是没有科学依据的，切不可轻信，耽误了孩子在语言发展关键期的锻炼。

警惕语言发育迟缓，如果宝爸宝妈们发现以下情况，需要及时带宝宝来就诊:

1岁半的宝宝还不会说话，或2岁的宝宝词汇量小于30个，或3岁宝宝的词汇量小于50个，4岁以后构音不清等情况。

如果宝宝合并有其他症状，如多动、冲动、缺乏目光对视、理解力差等，尤其需及时就诊，排除听力、智力发育迟缓和自闭症等问题，并尽早进行干预。在儿童发育早期（3岁前）进行干预，能明显降低语言障碍的近期和远期不良影响。

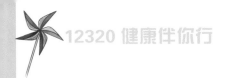

医生，我家宝宝是不会讲话，为什么要查听力呢?

人体听力相关生理结构包括外耳、内耳、鼓膜和听觉中枢，它们是语言的感受器官，因此，"听清楚"是"讲得好"的基础。

人类的耳朵对于不同频段的声音的分辨率是不一样的。对话和发音所要求的分贝数至少要达到 25；如果儿童的听力阈值稍高于这个分贝数，那么他对普通响声的分辨不受影响，但是对于对话、语言这种频率的声音，是听不清楚的。

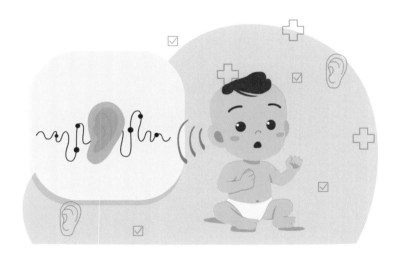

宝宝出生后，需要做听力筛查。听力筛查异常的阳性率是千分之一，而儿童听力异常的发病率是千分之二，听力筛查并不能发现所有听力异常的孩子。对于语言发育障碍的孩子，听力检查是必须的。

宝宝出生时听力正常，不能代表以后听力就不会受损。在孩子的生长发育过程中，病毒感染、中耳炎、鼻炎等均有可能造成听力受损。轻中度的听力异常很难被发现，所以不做听力测试，光凭家长在家观察是无法判断出孩子听力是否正常的。

◎ 2岁不会说话，是看电视看多了吗

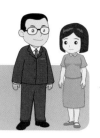

医生，我家宝宝2岁还不会说话，是看电视看多了吗？

手机、电视、IPAD已成为当今许多家长安抚孩子的常用工具。确实，电子设备的使用给家长教育孩子提供了丰富的内容和便利，也给孩子提供了娱乐消遣的方式，在某种程度上缓解了父母的育儿压力，但是过度的、不合理的屏幕暴露有可能影响儿童视力和认知行为的发育以及亲子教育，增加儿童肥胖、注意力缺陷和睡眠障碍等问题的概率。

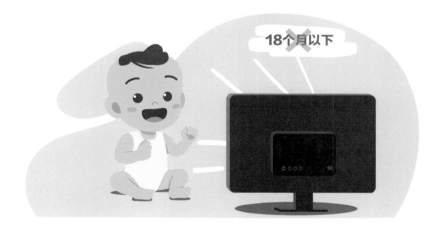

对亲子交流的影响：电子设备的使用减少了父母和孩子之间的互动，不利于建立良好的亲子关系。更有甚者，家长因使用电子产品而对孩子疏于照看，使其陷入危及人身安全的事件。

对认知、语言的影响：在儿童发育早期，过度的屏幕暴露对儿童认知、语言和社会情感发育都有不利的影响。儿童长时间电视暴露能增加边缘智力以及智力低下的发生风险。

那么应该如何使用电子设备呢？

18个月以下婴幼儿禁止使用电子设备（视频聊天除外，但前提是宝宝对视频里的人是有印象的，是认识的）。

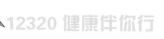

18～24 个月的婴幼儿，不建议使用电子设备，但如果父母希望儿童接触电子设备，建议陪伴孩子一起观看高质量的节目或使用优质应用软件，每次不超过半小时。

对于 2～5 岁的儿童，允许观看高质量电视节目的时间每天不超过 1 小时，家长需全程陪伴观看，帮助他们更好地理解所看到的内容，帮助他们更好地了解身边的世界。

◎口齿不清是舌系带短吗

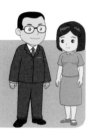

医生，我家孩子 4 岁了，好多字还是说不清，"哥哥"说成"de de"，平舌音、翘舌音也分不清，是舌系带的问题吗？

很多家长会认为孩子讲话不清楚是舌系带短造成的。舌系带一般在宝宝出生后的 4～5 年中会逐渐后退、伸展，对舌头的运动限制以及发音的影响会越来越小。舌系带过短表现为伸舌成"W"形，可能会让孩子在一些音，如向上伸舌的音（如 d、t、n、l）、翘舌音（zh、ch、sh、r）等的发音上产生困难。

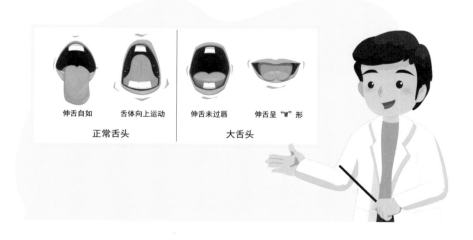

伸舌自如　　舌体向上运动　　伸舌未过唇　　伸舌呈"W"形

正常舌头　　　　　　　　　大舌头

导致构音障碍的原因比较多，比如：本身存在语言发育迟缓，开口讲话比较晚；不良的发音习惯，发音位置错误，舌头、牙齿、嘴唇之间的配合不正确等；某个发音器官出现问题（如舌头灵活度不够），从而影响了发音器官间的配合。

各年龄段语音清晰度的发育也不同：

1.5 岁～2 岁：对于这个年龄的孩子，除了少数一些词，约 90% 的孩子能够正确使用声母 d、m 和一些韵母。差不多到 2 岁时，在孩子有限的语言表达中，父母大约能听懂孩子 50% 的话。因此孩子这个时候的口齿不清很有可能属于正常情况，家长不必过于焦虑。

2 岁～3 岁：这个年龄阶段的孩子，约 90% 能使用声母，如 b、m、f、d、t、n、h、x 等，父母大约也能听懂孩子 3/4 的话。如果有家长反映说孩子有时候平舌音和翘舌音发不准，也同样可能属于正常情况。

3 岁～4 岁：到 4 岁时，孩子虽然还不能完全说清楚，但是几乎在所有的时间里父母都能听懂孩子讲的话，约 90% 的孩子能够很好地使用大多数声母，如 b、p、m、f、d、t、n、h、x、g、k 等。如果孩子这个时候大部分发音还不能正确使用，例如，经常将"兔（tù）子"说成"裤（kù）子"时，就需要引起家长的注意了。

4 岁～5 岁：孩子能正确使用绝大多数的声母和韵母。他人几乎能完全听懂孩子说的话。

年龄（岁）	90%标准	75%标准
1.6～2.0	d、m	d、t、m、n、h
2.1～2.6	n	b、p、g、k、x、j、q
2.7～3.0	b、t、f、h、x	
3.1～3.6	g、k	
3.7～4.0	p	
4.1～4.6	t、s、j、g、r	t、s、sh、z
>4.6	zh、ch、sh、z、c	zh、ch、z、c

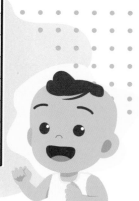

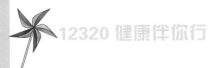

孩子的语音发育需要 4～5 年的时间才趋于成熟。

孩子的说话清晰度是随着年龄增长而逐渐发育完善的，而且每个宝宝的语言及言语发育都存在个体差异。宝宝两三岁时说话不清楚，不必过于担忧。但是若孩子这个年龄段应掌握的发音仍有错误、孩子语言的清晰度长时间没有明显进步，或者孩子都已经四五岁仍有很多错误发音等，就需要家长及时带孩子到医院就诊，进行进一步的检查并尽早干预。

◎孩子为什么会口吃

孩子说话结结巴巴是口吃吗？

发育性口吃是一种在儿童时期出现的语言流畅性问题，主要表现为：孩子说话的时候会重复声音或音节（譬如"这～这这这"），或延长辅音或元音（譬如"他 -a～～～"），或出现单词的阻塞（譬如说到某个单字时，孩子会出现明显的停顿，说不下去了；或者要停顿很长时间）。

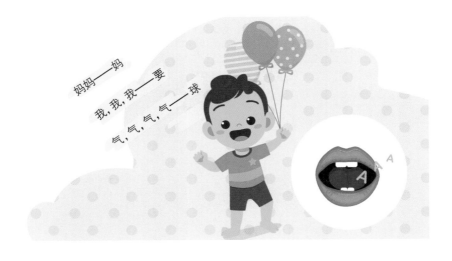

口吃发生的年龄一般在 2 ～ 5 岁，发生率约为 5%，其中男孩比女孩更容易出现。约有 1% 的成年人会不同程度地受到口吃的影响。

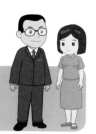

医生，我家孩子之前好好的，为什么现在突然出现口吃呢？

口吃发生的最常见原因就是紧张。有的孩子在偶尔一次说话的时候出现了停顿或者重复，父母亲会刻意地去纠正孩子；会在孩子每次出现停顿这个现象时异常关注；会打断孩子说话，要求孩子立刻重复说一遍"正确的话"；甚至采取恐吓、责备、打骂甚至严重惩罚的措施，企图通过"正面教育"的方式，让孩子纠正过来，没想到适得其反。

口吃发生的第二个原因是语言和言语发育迟缓／障碍。随着孩子讲话越来越多，有好多字发音不清（构音障碍），等孩子的发音越来越清楚，逐渐能听懂他说话的意思了，随后孩子又出现了口吃的情况。这种"语言发育落后—构音障碍—口吃"的发育模式，根本原因是孩子的语言和言语发育迟缓／障碍。这种原因导致的口吃，一般能随着年龄增长、语言和言语发育的逐渐进步而好转。

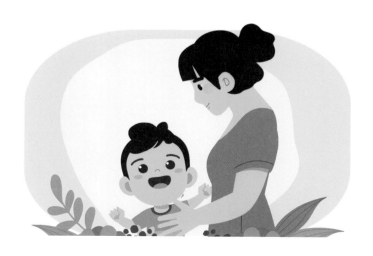

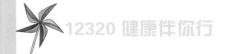

语言发育得太快，也容易出现口吃。有的孩子从小就能说会道，聊天滔滔不绝，突然就出现口吃。这种口吃的产生是因为语言、思维、认知发育较快，而承担语言输出功能的嘴巴（口腔发音器官）的功能并没有与语言发育同一速度或处在同一发育水平，以致于说话需要的神经冲动传导与发音器官不协调、不匹配。这是生长发育期的自然表现，随着孩子的年龄增长，发音器官逐渐发育成熟，口吃会逐渐消失。

遗传因素不容忽视。口吃有很强的遗传倾向，30% ～ 71% 的患儿，其父亲或者爷爷有口吃。有口吃家族史的父母亲往往更加焦虑，这种无形的精神压力对大年龄儿童的口吃来说，无疑是催化剂，会导致恶性循环，从而使得口吃难以纠正。

医生，我们该怎么矫正孩子的口吃呢？

首先要明确孩子在什么情况下会产生口吃。其次，不要总是对孩子说"你慢慢说，你放轻松"；不要替孩子把话说完或替他说话；要使用积极的声音语调，用比正常说话还要不经意的语气跟孩子说话，并多做停顿，比如："你看，我们在买东西的时候你就说得非常顺畅，让我们看看今天能不能在整个晚饭的过程中都说得很顺畅"。

特别要注意的是：家长不能对每一次口吃都进行纠正，尤其不能对孩子进行价值判断以及采用批评孩子的说话方式。口吃比较容易反复，可能孩子一段时间没有问题了，可是遇到事情一激动又出现了。所以家庭环境非常重要，家长们要正确看待这件事情，治疗孩子口吃的同时也要保护好儿童的心理健康。

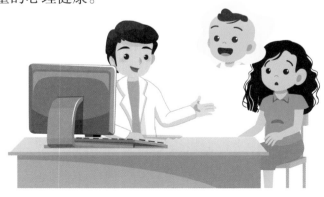

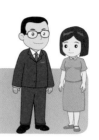

爱眼护齿

◎ 1岁孩子，眼睛远视正常吗

医生，我家宝宝才1岁，体检时眼睛有远视，这个正常吗？

我们先来说说以下两个概念：

1.正视化过程：儿童眼球和视力是逐步发育成熟的，新生儿时期眼球较小，眼轴较短，双眼处于远视状态。随着生长发育，眼球逐渐长大，眼轴随之变长，远视度数逐渐降低而趋于正视，这被称为"正视化过程"。比较理想的情况是儿童到12岁后才由远视眼发育成正视眼。

儿童正常视力发育表

年龄	视力
刚出生	仅有光感
1周	头、眼向亮光转动
2周	手电光照射时两眼有少量辐辏
1个月	保护性瞬目反射
2个月	能注视大物体，视力为 0.012 ～ 0.025
3个月	会看移动的铅笔，视力为 0.025 ～ 0.033
4个月	会看自己的手，用手接触物体，视力约为 0.05
6个月	0.05
1岁	0.2 ～ 0.25
2岁	0.5
3岁	0.6
4 ～ 5岁	0.8 ～ 1.0
6岁	视力发育接近完善，达到 1.0

2. 远视储备量：正视化前的远视大多为生理性远视，是一种"远视储备"，可理解为"对抗"发展为近视的"缓冲区"。远视储备量不足指裸眼视力正常，散瞳验光后屈光状态虽未达到近视标准但远视度数低于相应年龄段的生理值范围。如 4 ～ 5 岁的儿童生理屈光度为 150 ～ 200 度远视，则有 150 ～ 200 度的远视储备量，如果此年龄段儿童的生理屈光度只有 50 度远视，意味着其远视储备量消耗过多，有可能较早出现近视。

因此，如果宝宝视力检查发现有远视，要视情况的不同来看是否正常。除此以外，婴幼儿时期我们还需要特别注意：定期做眼科检查，以尽早发现近视、远视、散光、斜视、白内障等眼科疾病。

◎爱眼护眼，"睛"彩"视"界

孩子经常上网课，还要玩手机看电视，近视风险大吗？该怎样应对呢？

近年来，随着社会经济的发展、科技的进步及生活方式的改变，近视发病率逐年提高且有低龄化趋势。2018 年中国儿童青少年总体近视率为 53.6%，其中初中生近视率为 71.6%，高中生达 81.0%，而高三学生高度近视人数占近视总人数的 21.9%。儿童和青少年长时间居家、近距离地使用电子产品上网课，更加速了近视的发生、发展。

近视是屈光不正的一种，当人眼调节放松时，平行于光轴进入眼睛的光线聚焦于视网膜前。这是由角膜过度弯曲或眼球前后径过长造成的。近视的病因相当复杂，研究至今尚未有统一定论，一般认为是遗传和环境因素共同作用。

根据《儿童青少年近视防控健康教育核心信息手册（2019 版）》提示，儿童青少年读写连续用眼时间不宜超过 40 分钟，并应留出充足的白天户外活动时间。每天要让孩子进行 2 小时以上的白天户外活动，寄宿制幼儿园的户外活动时间不应少于 3 小时。

　　近视会导致眼睛看东西模糊、干涩、疲劳，注意力不集中、头晕等，影响孩子们的正常学习、生活和身心健康。而将来，近视可影响孩子的升学和择业（有些专业和工作对视力有严格要求），还会增加视网膜病变的风险，严重的可导致失明。

医生，那我们该如何帮助孩子预防近视呢？

　　每天"目浴"阳光。

　　有研究证实，光线可以促进眼底视网膜释放多巴胺，而多巴胺可以减慢眼轴长度的伸长。户外光线会比室内强烈 100 ～ 1000 倍，户外活动能够促进更多的多巴胺释放，进而起到预防近视的效果。如果儿童青少年每天能有 2 小时以上的白天户外活动，近视发生比例就会明显下降，近视加重概率也会明显减少。但是户外活动通常只是起到预防作用，并不能治疗已经产生的近视。

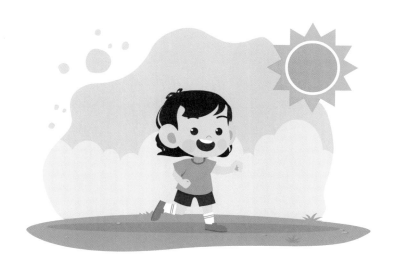

　　培养良好的卫生用眼习惯对于近视的预防也非常重要。

　　提供适合孩子的桌椅和良好的照明，向孩子讲述近视防治知识和技能，提高孩子的爱眼护眼意识，指导孩子养成良好的用眼习惯，做到"三个一"和"三不要"。"三个一"即要求孩子保持眼睛离书本一尺，胸口离桌沿一拳，握笔的手指离笔尖一寸的读写习惯。牢记"三不要"：不要在阳光直射或暗弱光线下读书，不要躺着趴着看书，不要在行走的车厢看书。"长时间近距离用眼"被认定为近视的主要帮凶之一，所以建议儿童持续近距离注视的时间每次不宜超过20分钟，之后应该休息，看20英尺远（约6米远）处的景物，休息至少20秒，即遵循"三个20原则"。教育和督促孩子经常洗手，不揉眼睛。眼保健操也是预防近视的一种方法，要鼓励孩子坚持做眼保健操。

合理使用电子产品。

1. 6岁以下儿童要尽量避免使用手机和电脑。家长在孩子面前也应尽量少使用电子产品。

2. 使用各种电子产品时，也要遵循"三个20原则"。上网课时按照"宁大勿小"的原则选择屏幕，顺序依次是投影、电视、电脑、平板、手机。

3. 眼睛与各种电子产品显示屏的距离一般为屏面对角线的5～7倍，屏面略低于眼高。

4. 晚上使用电子产品时要开灯，并且将屏幕的亮度调整到30%。

饮食均衡、睡眠充足。

孩子身体处于发育阶段，眼睛也处在发育阶段，眼睛同样需要充足的营养供给。不要挑食偏食，保证营养均衡。在日常饮食中可以选择含"保护视力因子"的食物，例如对眼睛黄斑区有益的叶黄素和玉米黄素（富含食物：菠菜等绿叶蔬菜、玉米、花椰菜、蛋黄、猕猴桃等），对眼睛光感调节能力有益的维生素A或胡萝卜素（富含食物：动物肝脏、乳类、蛋类、黄绿红色及深色蔬菜水果等）。保证睡眠必不可少，睡觉可以让眼睛得到休息，足够的睡眠才能缓解视力疲劳。

除此以外还需注意：

1. 注意安全、防止眼外伤。孩子应当远离烟花爆竹、锐利器械、有害物质，不在危险的场所活动，防范宠物对眼的伤害。如果孩子眼睛进了异物，或眼球扎伤、撞伤，要及时到设有眼科的医疗机构就诊。

2. 孩子若出现眼红、畏光、流泪、分泌物多、频繁揉眼、视物距离过近或眯眼、暗处行走困难等异常情况，应当及时到正规医院检查。

3. 被确诊为近视的孩子应在医生的指导下及时采取配镜等矫正措施。定期到具有相应资质的医疗机构或眼镜验配机构进行正规散瞳验光，调整眼镜屈光度，不要使用劣质及不合格眼镜。

4. 不要盲目使用眼保健产品，如要使用，应在专业医师指导下合理、适度使用。截至目前，医学上还没有治愈近视的方法，只能通过科学的矫正、改善用眼习惯等避免近视加重。

5. 积极关注孩子视力异常迹象，例如出现看不清黑板、眼睛经常干涩、经常揉眼等症状，应及时就诊。

6. 配合学校和政府部门切实减轻孩子过重的作业负担和校外培训负担。可通过陪同儿童走路上学、课外亲子户外活动等方式，积极引导、支持和督促孩子进行日间户外活动。

7. 鼓励支持儿童青少年参加各种形式的体育活动，督促认真完成寒暑假体育作业，掌握 1～2 项体育运动技能，引导养成终身锻炼习惯。

◎ 只有吃糖才会蛀牙吗

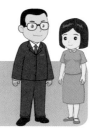

医生，我家孩子才 3 岁，已经有好几颗蛀牙了，是他喜欢吃糖引起的吗?

家长都知道糖是引起蛀牙的一个主要因素。那么，如果不吃糖是不是就不会有蛀牙呢? 其实不然，除了糖，还有其他引起蛀牙的因素，我们来看看各种容易导致蛀牙的食物吧。

1. 零食、甜食：易致龋的食物通常偏甜、偏黏，附着在牙面上不易清洁。例如糖分较高的糖果、饼干、蛋糕等各种零食。父母们需要注意，勿让孩子们过多食用这类食物，并且督促孩子在进食后及时刷牙或漱口，以保持口腔清洁，减少糖分在牙面上停留的时间。

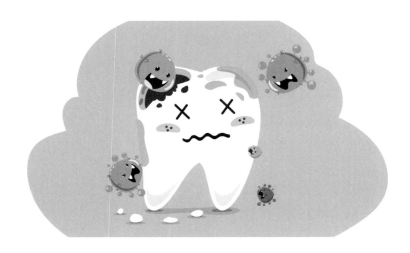

2.母乳、奶粉、牛奶：母乳、奶粉和牛奶含有丰富的乳糖，是孩子重要的营养来源，孩子需要保证每日的奶量才能健康地成长。但是，家长们要格外注意这类食物对牙齿的影响。由于夜奶习惯是导致婴幼儿新萌牙齿龋坏的重要因素，所以建议家长最好能在宝宝6个月到1岁的阶段，逐渐帮其戒除夜奶和奶睡习惯，或者在夜奶后及时用纱布蘸清水擦拭牙面，避免牙齿与乳糖长时间接触，从而减少蛀牙的发生。

3.日常主食：很多爸爸妈妈都会有这样一个疑惑，"孩子很少吃糖为什么也会蛀牙"？其实我们平时吃的主食，如米饭、面条等，虽然不像蛋糕、饼干那样甜黏，但在消化分解过程中会产生糖分，成为细菌能量代谢的来源。因此，孩子每日三餐进食后，应及时漱口或者刷牙以清洁口腔，减少食物残渣在牙面的停留时间，从而降低蛀牙的发生概率。

均衡营养，适当吃甜食，餐后及时漱口刷牙，保持口腔清洁，定期看牙医，才是均衡"吃"与"保护牙齿"的正确方式。

◎吃什么样的食物对牙齿有利

要选择什么样的食物给孩子吃才对牙齿有利呢?

1. 不容易致龋的食物:不容易致龋的食物是指那些可以摩擦牙面,不易黏滞在牙齿表面,在分解过程中不产生糖或者产生较少糖的食物,如含有粗纤维的蔬菜(胡萝卜、黄瓜等),它们既提供膳食纤维又不会很甜,可炒制,也可凉拌,生吃也可以。让孩子多啃胡萝卜、黄瓜、玉米等,还可以促进颌骨的发育。水果可以补充水分和维生素,含纤维量多,也是日常应当摄入的食物种类。但要注意尽量避免饮用果汁,因为果汁内含有大量的游离糖,容易造成牙齿龋坏。

2. 有助于换牙的食物:儿童在生长发育期,应多吃硬度适中的食物,比如排骨、牛肉、甘蔗、玉米、苹果和花生等,以保持对乳牙的良好刺激作用,促进上下颌骨发育、强化口颌系统的功能,避免出现"乳牙滞留""牙列不齐"的情况,对语言发育、构音清晰也有较好促进作用。

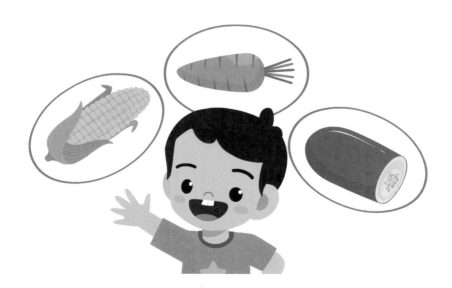

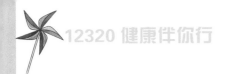
宝宝生病了，可以打疫苗吗

◎宝宝生病了，该怎么打疫苗

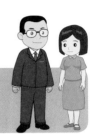

医生，我的宝宝8个月，平时有湿疹，最近两天又感冒咳嗽了，正好轮到打麻疹疫苗，可以去打吗？

宝宝在急性感染之后，如果出现发烧、咳嗽、呕吐、腹泻等常见的症状，短时间内能好转不需长期治疗的，可在宝宝康复后 1～2 周补种。您宝宝现在感冒咳嗽，建议暂时不打，等恢复后 1～2 周再去补种。

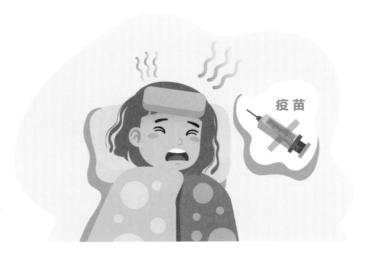

宝宝如果患上严重疾病或者慢性病，比如化脓性脑膜脑炎、骨髓炎、肾病综合征、慢性肾炎、系统性红斑狼疮、白血病、移植手术等，由于这些疾病情况较复杂，请家长带小朋友去专门的预防接种评估门诊就诊咨询。

家长不必过度担忧过了既定的接种时间就不能打了，绝大多数疫苗都有一定的补种时限，必要时可以去疫苗接种点了解补种时间。

宝宝要打哪些疫苗？疫苗可以预防哪些疾病？宝宝接种疫苗的时机如何选择？接种疫苗后的不良反应有哪些？

科学研究表明，接种疫苗后身体能够产生抵抗细菌或病毒的物质，这种物质叫作抗体。抗体能够消灭侵入体内的细菌或病毒，保护身体不受伤害。接种疫苗是预防传染病最佳的手段，因此接种疫苗是必需的。预防接种证是孩子免疫与健康证明，需终身保存。

计划内疫苗（一类疫苗）是国家规定纳入计划免疫的，属于免费疫苗，是宝宝出生后必须进行接种的。7种计划内疫苗即卡介苗、乙肝疫苗、脊髓灰质炎疫苗、百白破三联疫苗、麻疹疫苗、乙脑疫苗、流脑疫苗。这7种疫苗可分别预防9种疾病：结核病、乙型病毒性肝炎、脊髓灰质炎（小儿麻痹）、百日咳、白喉、破伤风、麻疹、流行性乙型脑炎、流行性脑脊髓膜炎。

计划外疫苗（二类疫苗）是自费疫苗。这些自费疫苗所预防的疾病，还没有被免费疫苗覆盖。是否接种自费疫苗可以依据宝宝自身情况、各地区不同状况及家庭经济状况自行决定。

卡介苗主要预防儿童结核性脑膜炎和粟粒型肺结核，通常在医院出生后两天内接种，接种后1～2周，局部会出现红色小结节，以后逐渐变大，6～8周会形成脓疱或溃烂，是正常现象，10～12周开始结痂并留下小疤痕。接种卡介苗后6～8周，局部出现脓疱或溃烂时不必擦药或包扎，但局部要保持清洁，衣服不要穿得太紧。如有脓液流出，就用无菌纱布或棉花擦拭，不要挤压。

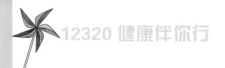

◎有先心病和鸡蛋过敏的宝宝，可以打疫苗吗

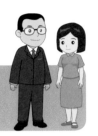

医生，我家宝宝有先天性心脏病（房间隔缺损），还对鸡蛋过敏，可以打疫苗吗？

患有先天性心脏病的宝宝，如果生长发育良好、无临床症状（青紫）、无心功能异常也无严重肺动脉高压（心脏彩超检查）、无其他特殊情况（免疫缺陷、使用特殊药物）时，可以正常接种各种疫苗。如有特殊情况，需要到预防接种评估门诊和相关专科就诊评估。

对鸡蛋过敏的小朋友不能接种黄热病疫苗，如有蛋类严重过敏反应情况，且需要接种流感疫苗的，应该在医疗机构监护下接种。除上述情况以外都可以正常接种。

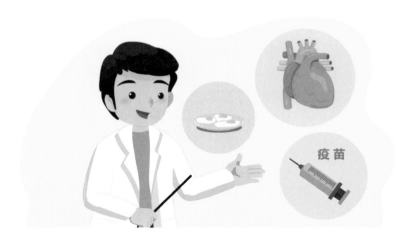

2. 生长发育

儿童肥胖真的是福相吗

◎ 怎样判断是否肥胖

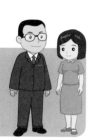

医生，我家男宝，今年 7 周岁，体重 35 公斤，身高 130 厘米，同学们都喊他"小胖墩"，这样真的是肥胖吗？

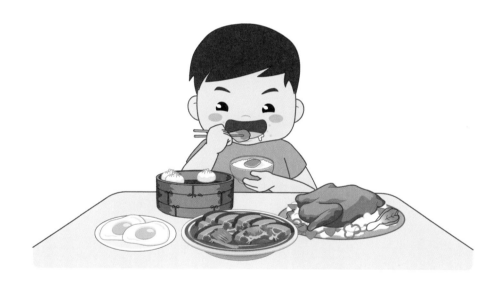

一般 2 岁以上的孩子是用"体质指数"——BMI 为标准来判断是否肥胖的：BMI= 体重（kg）/ 身高 ^{2}（m^2）。

根据上面的公式计算，您孩子的 BMI=35kg/（1.3m）^{2}=20.71kg/m^2，超过了 7 岁男孩的肥胖标准 18.8kg/m^2，属于肥胖。

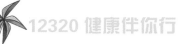

2~18岁BMI体重指数（男）		
年龄（岁）	BMI = 体重 KG／身高 m²		
	50th	85th	95th
	正常	超重	肥胖
2	16.3	17.7	18.6
3	15.7	17.0	17.9
4	15.3	16.7	17.6
5	15.2	16.7	17.6
6	15.3	17.0	18.1
7	15.6	17.5	18.8
8	16.0	18.1	19.7
9	16.4	18.9	20.7
10	17.0	19.6	21.7
11	17.5	20.5	22.7
12	18.1	21.2	23.6
13	18.7	21.9	24.4
14	19.2	22.6	25.1
15	19.7	23.1	25.8
16	20.1	23.6	26.3
17	20.5	24.1	26.8
18	20.8	24.5	27.3

2~18岁BMI体重指数（女）		
年龄（岁）	BMI = 体重 KG／身高 m²		
	50th	85th	95th
	正常	超重	肥胖
2	15.9	17.3	18.2
3	15.4	16.8	17.7
4	15.2	16.5	17.5
5	15.0	16.5	17.5
6	15.0	16.5	17.6
7	15.0	16.7	17.9
8	15.2	17.1	18.5
9	15.6	17.7	19.2
10	16.1	18.4	20.1
11	16.7	19.3	21.2
12	17.4	20.2	22.3
13	18.1	21.1	23.2
14	18.8	21.8	24.1
15	19.3	22.4	24.8
16	19.7	22.9	25.3
17	20.0	23.3	25.7
18	20.3	23.6	26.1

◎儿童肥胖危害知多少

> **医生，家里亲戚朋友都说，孩子胖乎乎的蛮可爱的啊，有什么不好的吗？**

　　单纯性肥胖是由于能量摄入超过消耗，造成脂肪过度堆积而引起的一种代谢性疾病。儿童的肥胖不仅仅是体型问题，还会带来一系列并发症。许多成年肥胖患者的代谢问题在儿童青少年时期就会出现，甚至会引发心理问题。

　　儿童肥胖者容易患高血压、高血脂；容易出现胰岛素抵抗、2型糖尿病、高尿酸血症、多囊卵巢综合征等；容易出现脂肪肝甚至脂肪性肝炎，严重时会发展为肝硬化；还易出现骨龄超前导致骨骺早闭，影响最终身高；有些个体会合并腺样体肥大、出现阻塞性睡眠呼吸暂停；还容易出现心理问题，如自卑、焦虑、抑郁、注意力不集中等。

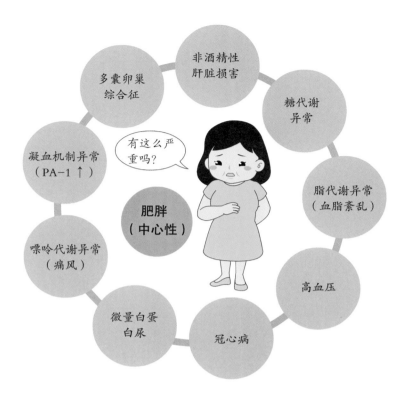

◎怎样给"小胖墩"瘦身

孩子怎么才能控制体重呢?

对肥胖的儿童来说,要牢记九个字——"管住嘴、迈开腿、放宽心";严禁使用饥饿疗法、减肥药物或减肥饮品。

开展健康教育、饮食调整、运动疗法、行为矫正和定期监测的综合管理,需要肥胖儿童、家长、医师、营养师、学校、社会等多方共同参与。

管住嘴——选对食物、科学进食、合理烹饪。

迈开腿——减少静坐时间、看屏幕时间;多爬楼、少坐电梯;多走

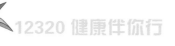

路、少搭车；多做家务；每天一小时有氧运动和抗阻运动。

放宽心——家长以身作则；不以食物为奖励；将运动转化为游戏形式，提高肥胖儿童的活动积极性。

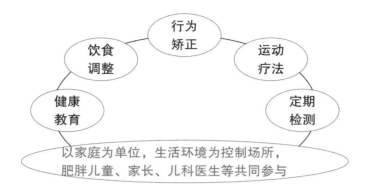

◎ 如何快乐又健康地吃零食

在生长发育期控制饮食，孩子喊饿怎么办呢，可以给他吃点零食吗？

零食是指非正餐时间食用的各种少量的食物或者饮料（不包括水）。它是合理膳食的一部分，但也是儿童饮食结构中的双刃剑，即可以补充三餐营养的不足，但也会因饮食不当导致体重增加、营养不良和影响食欲等。

在控制饮食的同时，肥胖儿童选择零食也要满足生长发育的需要。如在早上 10 点、下午 3 点左右适当吃一点谷类、水果或奶类作为课间零食，就可以让孩子保持充沛的精力，更好地完成学习任务。不建议选择高糖、油炸、深加工、膨化、果汁、果冻等食物作为零食。

适当的零食可以帮助儿童摄取多种营养成分，补充必需的各种维生素、微量元素和膳食纤维。注意食用后的口腔清洁，吃零食后一定要漱口，睡前不要吃零食。

身高那些事

◎ 什么是矮小症

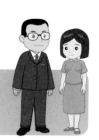

> 医生，我家男孩子，7 岁半，身高 120 厘米，比班上大多数同学都矮，是不是矮小症啊？

矮小症是指在相似的生活环境下，和同种族、同年龄、同性别的孩子比，身高低于正常平均身高两个标准差或第三百分位。根据我国现有的标准来看，7 岁半男孩平均身高是 127.1 厘米，第三百分位为 117.4 厘米，所以您家孩子不是矮小症，但是身高偏矮。

我国儿童身高百分位数标准值

年龄	女孩身高标准（单位：厘米）			年龄	男孩身高标准（单位：厘米）		
周岁	矮小（P3）	平均身高（P50）	超高（P97）	周岁	矮小（P3）	平均身高（P50）	超高（P97）
3.0	88.6	95.6	102.9	3.0	89.7	96.8	104.1
3.5	92.4	99.4	106.8	3.5	93.4	100.6	108.1
4.0	95.8	103.1	110.6	4.0	96.7	104.1	111.8
4.5	99.2	106.7	114.7	4.5	100.0	107.7	115.7
5.0	102.3	110.2	118.4	5.0	103.3	111.3	119.6
5.5	105.4	113.5	122.0	5.5	106.4	114.7	123.3
6.0	108.1	116.6	125.4	6.0	109.1	117.7	126.6
6.5	110.6	119.4	128.6	6.5	111.7	120.7	129.9
7.0	113.3	122.5	132.1	7.0	114.6	124.0	133.7
7.5	116.0	125.6	135.5	7.5	117.4	127.1	137.2
8.0	118.5	128.5	138.7	8.0	119.9	130.0	140.4
8.5	121.0	131.3	141.9	8.5	122.3	132.7	143.6
9.0	123.3	134.1	145.1	9.0	124.6	135.4	146.5
9.5	125.7	137.0	148.5	9.5	126.7	137.9	149.4
10.0	128.3	140.1	152.0	10.0	128.7	140.2	152.0
10.5	131.1	143.3	155.6	10.5	130.7	142.6	154.9
11.0	134.2	146.6	159.2	11.0	132.9	145.3	158.1
11.5	137.2	149.7	162.1	11.5	135.3	148.4	161.7
12.0	140.2	152.4	164.5	12.0	138.1	151.9	166.0
12.5	142.9	154.6	166.3	12.5	141.1	155.6	170.2
13.0	145.0	156.3	167.6	13.0	145.0	159.5	174.2
13.5	146.7	157.6	168.6	13.5	148.8	163.0	177.2
14.0	147.9	158.6	169.3	14.0	152.3	165.9	179.4
14.5	148.9	159.4	169.8	14.5	155.3	168.2	181.0
15.0	149.5	159.8	170.1	15.0	157.5	169.8	182.0

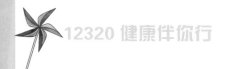
> **我身高 155 厘米，孩子爸爸身高 170 厘米，孩子身高是不是会受我们俩身高的影响呢？**

影响孩子身高的因素很多，主要包括两大原因：遗传因素和环境因素。孩子的身高 70% 受遗传因素的影响。遗传身高简略的计算方法：男孩是 [（父亲身高 + 母亲身高）/2]+6.5 ± 5 厘米，女孩是 [（父亲身高 + 母亲身高）/2]-6.5 ± 5 厘米。

您孩子的遗传身高是 156/169 ± 5 厘米，最终身高会在这个范围内。

◎哪些方法可以帮助孩子长高

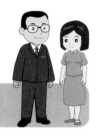

> **我们父母不太高，怎么才能让孩子长高呢？**

那就要注意环境因素的影响了，充分发挥生长潜力。影响孩子身高的环境因素主要包括营养、睡眠、运动、疾病、出生情况（如早产或者宫内生长迟缓）、社会家庭环境等。想要长得高，简单来说就是吃好、睡好、心情好、多运动。这就要求家长保证孩子正常的营养需要，荤素搭配，均衡饮食；督促孩子晚上 9 ～ 10 点入睡，保证 9 ～ 10 小时的睡眠，早睡早起；引导他每天户外运动至少 1 小时，跳绳、游泳、打篮球、打羽毛球、跑步、摸高、引体向上等都是很好的活动；还要为孩子提供一个愉悦的家庭环境，让孩子心情舒畅。

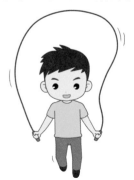
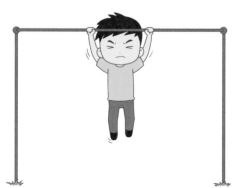

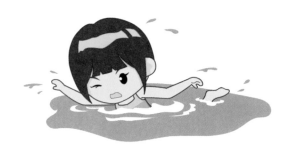

我希望孩子未来的身高能超过他爸爸，可以打生长激素吗?

是否需要使用生长激素治疗，首先要明确孩子是否患矮小症，要带孩子到正规医院的生长发育门诊或儿科内分泌门诊做相关检查和诊断，并了解引起矮小的原因；如果需要治疗，还要了解生长激素使用的剂量、疗程、随访以及药物的副作用。不是所有矮小的孩子都适合生长激素治疗，也不是家长想用生长激素就可以用的。

您的孩子目前不属于矮小，可以完善相关检查，评估生长迟缓的程度和原因，暂时不需要生长激素治疗。

打生长激素会长胖吗?

自二十世纪九十年代研发至今，生长激素在应用中发现存在一定的副作用，比如，长期注射同一部位，会致局部脂肪萎缩、皮肤色素沉着；体液潴留、良性颅高压、头痛；胰岛素抵抗、一过性高血糖；甲状腺功能减退；股骨头滑脱等。但目前尚未发现生长激素会引起肥胖。

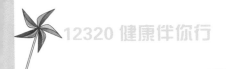

莫让花儿过早开放

◎ 1 岁宝宝乳房发育是性早熟吗

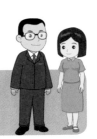

> 医生，我家宝宝才 1 周岁，体检的时候发现乳房发育了，是性早熟吗？

性早熟是指女孩 7.5 岁之前、男孩 9 岁之前出现第二性征。

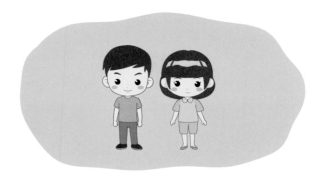

根据下丘脑 – 垂体 – 性腺轴是否启动，性早熟分为以下三类：

GnRH 依赖性性早熟 （中枢性）	非 GnRH 依赖性性早熟 （外周性）	部分性性早熟
1. 特别性性早熟（ICPP，idiopathic central precocious puberty） 2. 中枢神经系统病变 　①下丘脑错构瘤 　②蛛网膜囊肿 　③颅内肿瘤 　④病毒性脑炎 　⑤结核性脑膜炎 　⑥脑外伤 3. 原发性甲状腺功能减低	1. 性腺肿瘤 　卵巢囊肿、颗粒细胞 – 卵泡膜细胞瘤、睾丸间质细胞瘤 2. 肾上腺疾患 　①先天性肾上腺皮质增生症 　②后天性肾上腺皮质增生症 　③肾上腺皮质肿瘤 3. 异位产生促性腺激素的肿瘤 4. 摄入外源性激素 5. McCune-Ailbrght 综合征 6. 家族性高睾酮血症	1. 单纯性乳房早发育 2. 单纯性阴毛早发育 3. 单纯性早初潮

2岁之内的女孩出现乳房发育，大多数属于单纯性乳房早发育，也被称为"小青春期"。您孩子1岁出现乳房发育，可能就属于此类。不要着急，可以到生长发育门诊或儿科内分泌门诊就诊，做相关检查。小青春期一般到2岁之后会逐渐自行消退，不需要药物干预。

◎ 性发育早，成熟早，有什么危害吗

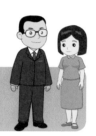

医生，我家女儿发育早，个子也高，比其他同学成熟，有什么不好吗？

性发育过早，可能会带来以下问题：

1. 骨龄提前，骨骺过早闭合，可导致生长潜力下降，即使当前身高高于同龄儿童，成年后身高也会受到影响。

2. 与同龄伙伴相比外形有差异，易产生自卑、焦虑，影响学习和人际交往。

3. 部分性早熟者存在器质性病变，如颅内肿瘤或者生殖器肿瘤，或者基因变异导致的内分泌激素异常，不及时处理会带来严重后果。

4. 国外研究还显示，性早熟女孩以后患妇科疾病的风险会明显增加。

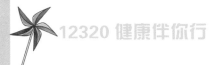

◎男孩变声，女孩月经初潮，是开始发育了吗

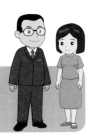

> 医生，我家女儿 10 岁半，身高 150cm，最近两年身高长得很快，前两天来月经了，是发育了吗？这正常吗？

女孩开始发育的标志是乳房发育而不是月经初潮，男孩开始发育的标志是睾丸增大而不是变声；一旦女孩出现月经初潮，男孩出现变声、遗精，就已经到发育后期了。

您孩子 10 岁半月经初潮，已不属于性早熟，身高也在正常范围。可以带孩子到生长发育门诊或儿科内分泌门诊就诊，做相关检查，评估发育情况。

以下是女孩和男孩正常发育进程：

年龄（岁）	女孩发育情况
9～10	乳房开始发育（可以不对称）
10～11	乳房发育，阴毛开始生长
11～12	内、外生殖器发育，阴道涂片有改变，乳房进一步发育，阴毛增多
12～13	乳头色素沉着，月经初潮
13～14	排卵
14～15	痤疮，声音变调
16～17	骨骼发育停止

年龄（岁）	男孩发育情况
10～11	睾丸开始发育
11～12	阴囊发育和色素沉着，阴茎发育
12～13	前列腺活动，阴毛发育
13～14	睾丸和阴茎迅速发育，乳房组织发育
14～15	腋毛，痤疮，声音变调，初次遗精
15～16	精子成熟
17～18	骨骼发育停止

◎ 为什么我女儿发育比我小时候早呢

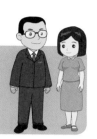

医生，我记得我小时候班上女同学月经初潮都在 14、15 岁的中学时期，为什么现在孩子小学五、六年级就有月经初潮了呢？

据相关统计，自 1979 年中国城市女孩性成熟呈年代提前趋势，目前较 1979 年初潮年龄提前 1 ～ 2 年。

青春发育提前的原因主要有：

1. 生长发育的长期加速趋势：家庭生活水平提升促使儿童营养条件改善，高脂高蛋白饮食增多，超重或轻度肥胖人数增多。

2. 环境中类激素污染物的影响：洗涤剂、农药制造及塑料工业向环境排放的物质及其分解产物，可在自然界产生一系列环境类激素污染。

3. 摄入含有性激素的食物或药物，例如保健品、滋补品等。

4. 社会心理因素：媒体中与性有关的内容比以前显著增多，儿童可能受到潜移默化的影响。

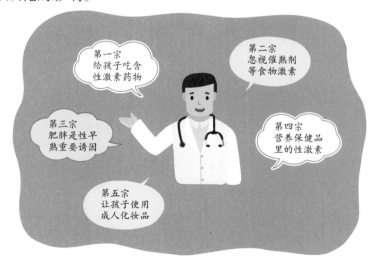

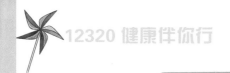
奇怪的动作要警惕

◎ 好动就是多动症吗

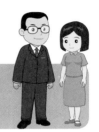

医生，我家宝宝 5 岁，每天除了睡觉，一直动个不停，是多动症吗?

与同龄宝宝相比，有些宝宝显得容易兴奋，躺在床上手脚总动个不停，家里一有声音就到处张望；会走以后，更是手脚不停，到处攀爬；一个玩具到手没多久就扔掉了。家长常常会问医生：宝宝是否患多动症了？答案是：不一定。

人们俗称的"多动症"，在医学上称为"注意缺陷多动障碍"。它是一种起病于儿童期的慢性神经发育障碍。表现为与年龄不相符合的注意力缺陷，不分场合地过度活动，情绪行为冲动，可能伴有认知障碍，对学业成就、职业表现、情感、社交等社会功能造成影响。"多动症"在不同年龄阶段会有不同的表现：学龄前期儿童主要表现为过度活动，翻箱倒柜，喜欢捣乱；格外活泼，以跑代走；过分喧闹，不能安静看绘本；经常招惹别人，不好管理，惹人厌烦；有时伴有明显的攻击行为。学龄期儿童主要表现为注意力难以集中，易走神；作业拖拉，粗心马虎；不安静，好动；话多，好发脾气；自我控制能力差，学习成绩不佳；伙伴关系不良。

怀疑孩子有"多动症"怎么办?

家长需尽快带孩子到正规医院诊治。医生会详细了解症状及病史等相关情况，观察孩子的现场表现，开展必要的实验室检查及相关神经心理学评估，最终判断是否患病，并在评估疾病严重程度后，制订个性化诊治方案。

如何对"多动症"孩子实行有效的行为管教策略？

一、在帮助孩子前调整好自己的情绪、改善养育方式及家庭环境

1. 自我察觉，做好情绪和压力管理

面对多动症孩子制造出各种问题的行为，家长们经常游走在情绪爆发的边缘。当家长在情绪崩溃边缘时，是很难理智选择合适的应对方法的，所以家长们首先需要做好自己的情绪管理。

（1）觉察自己的情绪

觉察自己当下的情绪：是取得进步的开心，还是收获成果的自豪？是因为孩子做危险的事情而感到惊恐，还是因孩子再一次不守约定制造出麻烦而感到愤怒？抑或是对自己管教孩子的效果不佳而感到沮丧？

（2）认识自己不同情绪状态下的应对模式

试着花一点时间，找一个安静的地方，让自己处于一个舒适放松的姿势，觉察自己的情绪，思考在不同情绪状态下自己的应对方式，哪些是有效的，哪些是无益的，为什么有时适得其反，总结成功的应对经验。也要思考如何避免无效、适得其反的应对模式，以及下次可以怎么做使应对效果更好。

（3）分析压力来源，学习"解压"方法

大部分的多动症孩子家长，都面临着或多或少的养育压力，它来源于社会、家庭成员、老师以及自我期待等，而每个家长除了做"父母"之外，还有家庭、社会层面的不同"角色"。首先需要做好的角色是"自己"，分析自己压力的来源，为自己制订一份"安宁计划"，留出一些时间来舒缓心情，做让自己感到快乐、放松的事情，比如好友聚会、体育运动、夫妻约会、陪伴自己的父母、独自旅行、学习进修等。

2. 以身作则，一致性沟通

孩子是父母言行的一面镜子。以身作则，言传身教，需要从管理好自己的行为习惯、做好孩子的榜样开始。在教育孩子的过程中，要注意一致性的沟通模式。

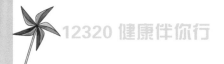

（1）全家口径一致

对日常行为规范的要求及奖惩规则，全体家庭成员需要保持一致的态度，齐心协力，相互配合，否则会让孩子认为这些规范是可以商量的，不是必须遵守的，从而会在父母面前一套，在祖辈面前一套，甚至出现撒谎、不服从等对立违抗的行为。

（2）前后要求一致

事前制定的行为标准和奖惩原则在事后要按照约定执行，不要随意更改，这样才能提高孩子对父母的信任度，使孩子愿意服从管教。

（3）表达心口一致

有时家长对孩子心里明明是担心、关爱与欣赏，从嘴里表达出来的却是指责与埋怨，吝啬于对孩子表达鼓励，导致孩子无法收到来自父母"爱的信息"，这容易让孩子觉得自己一无是处，影响自尊和自信的建立，还会增加亲子冲突。

（4）人格平等一致

每个人都有对被尊重的期待，孩子也不例外。积极倾听孩子心声，用语言表达情绪和关爱，先处理孩子的情绪，后处理问题。家长可以在充分了解了事情发生的经过和孩子的情绪行为来由之后，鼓励孩子表达自己的所思所想，再一起探讨问题发生的原因，寻找更好的解决方法。允许孩子表达不同意见和看法，并乐意与孩子讨论，做孩子成长的引领者。不同年龄段的孩子表达方式不一，因此和孩子说话时，语调、用词、语态要和孩子的成熟度相一致。

3. 营造良好家庭环境

保持居室整洁，给孩子提供简洁的、专属的学习生活空间，学习用品摆放相对固定。当孩子投身于各项任务的过程中，尽可能减少干扰，如，降低家中电视机、广播的音量；如果希望孩子吃些水果零食补充能量，可以放在任务间隙的休息时段。

二、协助孩子，条理规划

1. 总结过去，设立合适目标

每年新学期的开始，家长需要给孩子设立一个合适的目标。和孩子一起回顾上学期学习和生活中主要的困难在哪里，如学习经历、社交情况、情绪行为管理、生活作息、时间规划等，并逐一列出，然后讨论出最需要改进的几个方面，作为本学期攻克的重点，然后家庭成员一起协商解决问题的方案：

（1）明确需要重点改进的问题是什么。

（2）讨论有无解决办法（参与讨论的家庭成员头脑风暴）。

（3）选择最佳解决方案（挑出意见一致的点，讨论如何做）。

（4）执行这个方案，建立合理的奖惩机制（以激励正向行为为主，适度运用科学的惩罚措施，如取消户外游戏时间）。

除了回顾孩子的困难与不足之处，别忘了也要看到孩子的努力和进步，总结成功经验，鼓励孩子在新学期中继续保持。

2. 条理化生活，制定任务计划表

多动症儿童注意力的持久性、稳定性差，因此容易出现粗心大意、丢三落四、前说后忘、虎头蛇尾等问题。家长的行动目标是帮助孩子建立时间观念，克服漫无目的和无序化，把看不到、摸不着的时间落到具体任务上，协助孩子自我管理，使生活条理化、结构化。具体操作如下：

（1）做好时间日志，全面记录孩子需要完成的任务及每项任务需要花费的时间。

（2）对任务进行评估，分清任务的轻重缓急，先安排做紧急的、重要的任务。

（3）合理安排学习量和学习内容，注意劳逸结合，保证规律健康的生活作息和一定的自主时间。发展兴趣爱好、积极交友等。注意不要替代孩子做他力所能及的自我管理，比如检查作业、整理书包文具用品及玩具的归置等等。

（4）列出任务清单，如果孩子能提前完成，剩余的时间都将成为他的自主时间，不会有更多的任务等着他，让孩子觉得又快又好地完成作业是值得的，从而增加自我掌控感，自觉摆脱拖拉行为习惯。

（5）回顾任务清单执行情况，总结成功经验并给予孩子鼓励肯定，促使其改善不足。建立并执行奖惩机制，也要注意不断调整和更新任务清单。

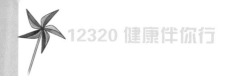

家长和老师如何建立多动症治疗联盟?

一、家长怎么做

目标:与老师携手帮助孩子成长,而不是管制孩子。

具体方法:

1. 和老师联系,了解每天教学进程、作业和学习情况。

2. 了解孩子的日程表,帮助孩子合理安排时间。

3. 熟悉任课老师,表达感谢与配合意愿。

4. 与老师分享交流家庭内有效互动的经验。

5. 相互交流孩子的特点,交流重点不是疾病,而是客观存在的问题,以及孩子的优点,用药前后的改变。

6. 制定孩子、老师、家长都认可的行为约定;出席家长会,多与其他家长交流,取长补短。

二、老师怎么做

目标:与家长深入沟通,因材施教,最大限度地帮助孩子。

具体方法:

1. 建立共同的目标,根据不同孩子的症状表现和个体特征,选择有针对性的教育方案,最大限度地帮助多动症儿童。

2. 监督多动症儿童在校期间的服药。

3. 与家长沟通,共同评估多动症儿童的症状及治疗后的改善情况,共同监督多动症儿童的学习。

值得注意的是,多动和注意力缺陷的表现也会由其他环境因素引起。当孩子突然出现明显注意力下降、行为情绪问题时,先考虑是否为学业压力、家庭环境、社交问题所致。这些因素导致的注意缺陷、多动症状,常在 6 个月内消失,属于境遇性多动,家长要注意识别,及时带孩子至儿童心理门诊就诊。

◎挤眉弄眼耸肩是抽动症吗

孩子喜欢挤眉弄眼，还不时地清嗓子，这是抽动症吗？

首先我们来了解一下什么是抽动症。

抽动症又名抽动障碍，是一种起病于儿童时期，以单一或多部位运动抽动和（或）发声抽动为主要临床表现的一种复杂的神经发育障碍。男孩更为多见。常见的运动抽动症状有挤眉、弄眼、耸肩等，常见的发声抽动症状有清嗓子、突然地喊叫、秽语等。

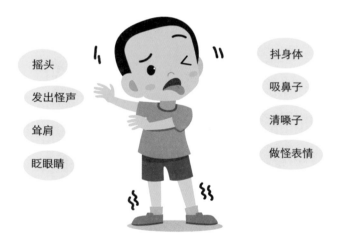

运动抽动和发声抽动可同时出现或单独存在。根据患儿的不同表现和病程，抽动障碍可分为三个亚型：短暂性（一过性）抽动障碍、慢性运动或发声抽动障碍、发声与多种运动联合抽动障碍（Tourette 综合征、抽动秽语综合征）。其中，轻型和短暂性抽动障碍对孩子的影响较小，经治疗恢复后，不会影响孩子的认知、情绪行为和社会功能。而慢性抽动障碍和抽动秽语综合征的病程长，呈慢性化，可伴随孩子的全生命周期，给孩子带来情绪、社交表现上的困扰，削弱孩子的自尊与自信心，对社会功能与身心健康造成严重影响。

孩子为什么会得抽动症呢?

抽动障碍病因及发病机制复杂，且尚未完全阐明。可能是遗传因素、神经生物学因素、脑器质因素、感染相关性免疫因素以及环境因素等相互作用导致的。

一、遗传因素

目前普遍认为抽动障碍是一种多基因遗传病，但哪些基因是该障碍确切的易感基因，易感基因又如何导致患者发病，还需要进一步研究探讨。

二、神经生物学因素

目前受关注比较多的是兴奋性氨基酸谷氨酸和多巴胺系统间相互作用的异常以及抑制性氨基酸 γ – 氨基丁酸功能不足，这为抽动障碍治疗药物的研制提供了根据。

三、脑器质因素

皮层 – 纹状体 – 苍白球 – 丘脑 – 皮层网络的功能失调目前被认为是抽动障碍的核心病理机制。可能是多种原因引起脑发育异常使得大脑对过度活动的运动通路控制不足，导致孩子出现抽动症状。

四、感染相关性免疫因素

有研究指出，该障碍症状的出现与 A 组 β – 溶血性链球菌感染以及眼科、耳鼻喉科的过敏感染疾病有关，随着原发疾病的治愈，抽动症状可消失，有些物质（如中枢性兴奋剂、咖啡因等）也可能诱发该障碍。

五、环境因素

抽动症状的发生症状严重程度与心理压力和紧张氛围密切相关。研究证实生活应激事件可诱发具有遗传易感性的个体发生抽动障碍，长期的心理压力和紧张氛围可维持并加重抽动症状。

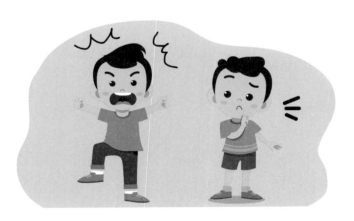

孩子被诊断为抽动障碍后，家长该怎么办？

做好抽动障碍儿童的照护工作有利于促进疾病的康复。抽动障碍儿童的照护主要涉及病情观察、药物监管、生活及心理照护等方面。

一、病情观察

家长要观察孩子抽动发作的部位、形式、频率、强度、复杂性及干扰程度等，最好做好详细记录以作为医生诊治和疗效观察的依据。注意观察引起抽动症状加重或减轻的因素，同时要注意观察有无发作先兆或诱因。但切记不要过度关注，不要提醒或制止孩子的抽动症状，否则可能会强化症状。

二、药物监管

中重度的抽动障碍患儿常需使用药物治疗。

家长须做到：

1. 记住医生交代的药物名称、用药时间、方法、剂量，注意事项及可能出现的不良反应。

2. 给孩子按时、按量服药，防止少服、漏服和多服。

3. 严格遵守医嘱，不随便换药或改变剂量，需要调整用药时一定要在医生指导下进行。

4. 掌握用药期间可能出现的不良反应及相应处理方法。如果出现不良反应，轻者，不需要特殊处理，临床观察即可；重者，应在医生的指导下减少药物剂量或更换药物品种，并进行必要的处理。

三、日常生活照护

1. 合理安排生活作息和饮食：家长应合理地安排好孩子的日常生活，做到生活有一定的规律性，如每天的作息时间相对比较固定等。要保证孩子有充足的睡眠时间，避免过度疲劳、紧张或兴奋激动等。孩子的饮食可以和一般儿童一样，但最好给予富于营养、易于消化的食物，多食清淡含维生素高的蔬菜和水果，不食辛辣、刺激性食物，勿暴饮暴食。

2. 保证居室环境安静：抽动障碍儿童的居室环境除了要注意开窗通风、保证湿度和温度适宜，更重要的是要求环境安静，减少噪声。过强的噪声会打乱大脑皮层兴奋与抑制的平衡，影响神经系统正常的生理功能，有害于健康。长期生活在较强噪声环境里，可使人疲倦不安、情绪紧张、睡眠不好，严重时则出现头晕、头痛、记忆力减退等情况。患有抽动障碍的孩子存在着中枢神经系统功能紊乱，如噪声长期干扰，必将加重病情或诱发抽动。所以，如果孩子患有抽动障碍，要保证居室安静，尽量减少噪声，比如空调、冰箱、洗衣机等要离孩子居室远些；不要在室内大声放摇滚乐、打击乐，可适当放些古典乐等缓慢、柔和的音乐。孩子生活在一个相对安静的环境中，将有利于身体的康复。

3.改善教养、娱乐方式：对患有抽动障碍的孩子，应当像对普通小孩一样正常管教，不要娇惯。管教方式应该是耐心地说服教育，以鼓励引导为主，不要打骂或体罚。家长不要因为孩子有病就不敢管，否则最后孩子的病治好了，却留下一身坏毛病，如不懂礼貌、任性、脾气暴躁等。关于游戏活动，不要让孩子玩电子游戏机或者电脑游戏，禁止看一些惊险、恐怖的影片或电视节目，对于武打片或枪战片要少看甚至不看，以避免精神过度紧张而诱发或加重抽动症状。

四、学习策略改进

由于患有抽动障碍的孩子智力一般不会受影响，故可以正常上学，但要注意给孩子的学习负担不要过重，家长不要对孩子提一些不切实际的要求，比如要求各门功课达到多少分以上，更不要过分强求孩子课外学习。孩子通常可以参加学校组织的各种活动，如春游、参观和课外文体活动等，可以根据孩子的年龄特点及兴趣选择活动，但要注意运动不要过量，以免孩子过度疲劳，有一定危险的活动应有人在旁边照看。但是，如果孩子抽动发作特别频繁，用药不能控制或同时伴发比较严重的行为问题时，就需暂时停学一段时间，待临床症状明显减轻或基本控制后，再继续上学。

五、注重心理照护

患有抽动障碍的孩子虽然没有生命危险，但可能被症状影响心理健康发展，易失去自信、产生自卑心理，影响与家长、老师、同学及朋友的交流，长大成人后还可能影响社会交往。因此，抽动障碍儿童的家长需要尤其关注孩子的心理状况。

首先，家长要理解和宽容孩子的病情症状，主动配合医生治疗，对孩子出现的抽动症状不给予特别注意或提醒，努力培养孩子良好的性格，让自己和孩子都尽可能保持一个稳定的情绪。

其次，家长可多与孩子聊天交流，注意与孩子交谈时的语气，语言和蔼，多使用表扬和鼓励的语言。耐心地了解孩子的所思、所想、所感，尽量避免表现出不耐烦、焦虑甚至大声训斥。

再者，家长需重视信守承诺，为孩子办事认真求实，说一不二，答应的事一定办到。采用适时给予奖励的正强化行为干预方法，以增强孩子的自我效能感，从而达到治疗康复的目的。

最后家长还需要注意的是，要经常与学校老师沟通交流，寻求老师的帮助，引导同学们多给予其帮助和关爱，其目的在于减少同学或周围人对孩子的歧视，让孩子觉得自己不会因为疾病的问题而不被接纳，从而消除焦虑、自卑的心理，降低心理防御水平，缓解抽动症状。

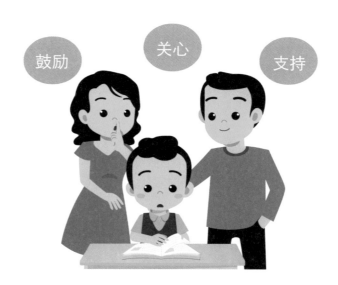

家长需知道，对于轻型、短暂性抽动障碍，只需要减少对孩子的过度关注，合理生活作息与饮食，调整生活环境，改善养育与娱乐方式，抽动症状即可自行缓解。经过正规的诊疗，大部分孩子的抽动障碍症状可随着年龄增长和脑部发育逐渐完善而减轻或缓解，成年后可正常工作和生活。家长一定要帮助孩子树立信心，配合医生，共同促进孩子身心健康成长，提高孩子的生活质量。

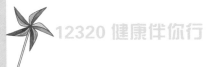
◎读书困难也是一种病吗

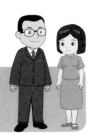

医生，我家孩子上小学三年级，老师说孩子读书困难，这也是一种病吗？

我们先来看一下什么是"读书困难"。

读书困难，在医学上称为"阅读障碍"，属于学习技能发育障碍的一种类型，多发于学龄期儿童，表现为语言信息处理困难。汉语儿童阅读障碍的表现形式主要为汉字"字形"与"字音"、"字形"与"字义"关联识别的准确性低，阅读速度慢或词句理解困难，常伴有拼音不好、书写错别字多、默写困难、算数应用题的理解和列算式困难。总之，凡是进行需要阅读技能参与的作业和日常生活都会明显感到累，给孩子的学习过程带来许多困难。据统计，汉语儿童阅读障碍的患病率为3.25%，男女比为2.5∶1。一般在幼儿期起病，6～7岁时发病明显。

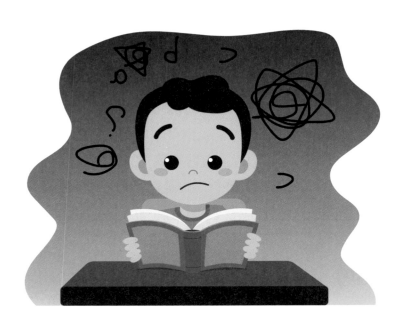

怀疑孩子有"读书困难"，家长该怎么办？

如果怀疑孩子有"读书困难"（阅读障碍），家长一定要及时带到医院专科诊治。任何期望孩子自行缓解，"等等看，长大了就会好"的侥幸心理，都是盲目有害的。患有阅读障碍的孩子其实非常渴望学会阅读，只是在经历多次挫折后有了放弃的心理。孩子会因为学习挫败而缺乏学习的动力和自信，成年后常有就业、社会适应等方面的问题。但有些阅读障碍的孩子对图形和空间的感觉更敏锐，当他们度过最困难的小学阶段后，或许能用自己绘画、口才的特长来应对这个问题。

有哪些适合"读书困难"孩子的实用的家庭干预策略？

由于儿童阅读障碍涉及脑功能发育、心理行为问题、家庭生活环境等多方面因素，一般要采取综合性治疗措施才能改善。家长需要积极帮助和协助医生安排实施诊疗计划，恢复孩子的学习兴趣，增强其学习信心。以下有一些家庭干预的小方法供家长给孩子进行训练。

在促进词的辨认理解方面，家长可以给家中常用物品贴上写有物品名称的标签。孩子每天多次看到这些词汇，可以增强词和物的联系。在促进词与语句的辨认方面，可以进行执行文字指令的训练，即把指令用文字写下，然后让孩子阅读指令完成规定任务。

家长可以在家和孩子玩"我写你做"的游戏。家长在纸上写下"用你的左手把书翻到 30 页，再拿出一张纸放在书的下面"这一指令，然后让孩子阅读指令并执行，若执行正确，就可获得小奖励一次。接着轮到孩子写指令（不会写的字可以用拼音代替），让家长完成，指令书写正确才为有效，所以如果孩子在书写指令的时候出现了书写错误，就意味着在本轮游戏中失败，再次轮到家长写指令。指令难度可随孩子的完成水平提升或下降。在这个游戏中家长需要注意的是，训练孩子真正理解运动指令中的动词是正确完成指令的关键所在。

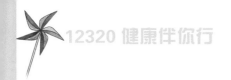
当孩子对一般的语句理解较为准确时，可进行语段阅读训练。家长可让孩子将一些语句连成一个小故事，或找到语段的中心思想并用自己的话口述出来，每天进行 10 分钟的语段阅读训练即可。

对于这类孩子，有家长、老师、专业医生的共同帮助会让他们走得更好更远。

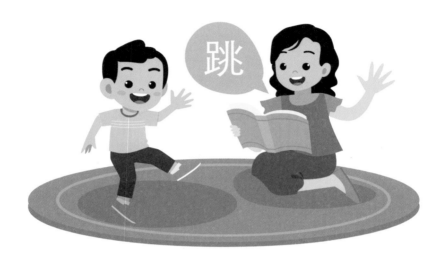

3. 儿童常见
症状和疾病

宝宝生病了，怎么办

◎发烧会烧坏大脑吗

宝宝吃了退烧药还是反复发烧，这样会烧坏大脑吗？

在正常情况下，人体的产热和散热保持着动态平衡。由于发热激活物（细菌、病毒等外源性微生物及体内无菌性坏死组织、抗原抗体复合物等）刺激人体，导致产热增加、散热减少，就会出现发烧现象。

发烧本身不会"烧坏"脑子，感染导致的脑膜炎、脑炎等会引起发烧。但需要警惕41℃以上的超高热，有可能会引起脑细胞的变性、坏死，从而导致脑损伤。

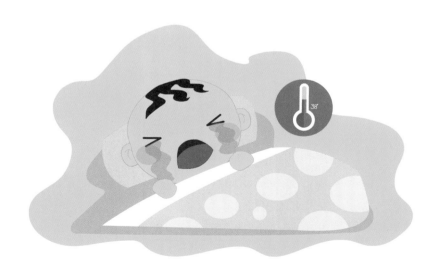

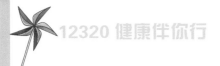

◎ 反复咳喘一定是哮喘吗

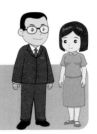

医生，我家宝宝这两天咳嗽气喘，会不会咳出肺炎啊？最近一年咳嗽气喘，是哮喘吗？

咳嗽是由于延髓咳嗽中枢（在大脑内部）受刺激引起的。刺激可来自呼吸系统（呼吸道黏膜、肺泡与胸膜）或其他器官（如脑、耳、内脏）。常见的引起呼吸道黏膜受刺激的物质有痰液、过敏原、冷空气、烟草等。

咳嗽是受刺激引起的结果，而不是原因，所以咳嗽会咳出肺炎的说法是不对的。反之，肺炎可能是咳嗽的原因之一。

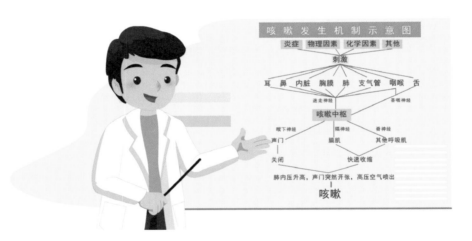

哮喘是由多种细胞和细胞组分共同参与的气道慢性炎症性疾病，该炎症导致气道反应性增加，引起反复发作性的喘息、气促、胸闷或咳嗽等症状，常在夜间及凌晨发作或加剧。

反复咳喘是哮喘的诊断标准之一，但哮喘的诊断还需要有其他的条件，故反复咳喘不一定是哮喘，但哮喘一定会反复咳喘。是否诊断为哮喘，需要进行相关检查，并由专科医师来评估。

但是，如果宝宝反复咳嗽、气喘，除了考虑哮喘外，还需要排除其他疾病，比如气道异物、气道或血管畸形等。

◎ 如何区分乳糖不耐受和过敏

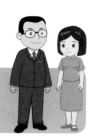

医生，我家宝宝一直是吃奶粉的，最近老是有腹泻，是乳糖不耐受呢，还是牛奶蛋白过敏呢？

乳糖不耐受又称"乳糖消化不良"或"乳糖吸收不良"，是指人体内不产生分解乳糖的乳糖酶的状态。婴儿肠道可以分泌具有高活性的小肠上皮黏膜乳糖酶，能够将乳汁中的乳糖水解成葡萄糖和半乳糖，被小肠吸收。但某些原因（先天性乳糖酶缺乏、原发性乳糖酶缺乏或继发于肠炎、药物等）可以导致乳糖酶的活性降低或消失，使乳糖不能被水解而潴留在肠内，通过渗透作用使肠液增加，加快了肠液在肠内的移动速度而造成腹泻。另外，未被水解的乳糖在大肠内受到肠内细菌的发酵作用被分解为乳酸、氢和二氧化碳，致使患者出现肠胀气、肠鸣、腹胀和发酵性泡沫状腹泻等症状。

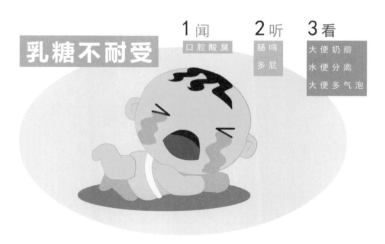

蛋白过敏引起的腹泻主要是由摄入外源性蛋白引起肠道的过敏反应，造成肠道局部黏膜的炎症。蛋白过敏的主要症状有腹泻、呕吐、腹痛、便血等。

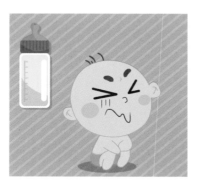

乳糖不耐受常常通过检查尿半乳糖试验（收集宝宝喝奶后 1 ～ 2 小时的尿液）或者换用无乳糖奶粉（或加乳糖酶）来明确。肠道过敏没有检验金标准，可以做过敏原检测，但不是过敏原阴性即可排除过敏；另外可以通过蛋白回避（换用氨基酸配方粉或深度水解配方粉）和激发试验（即换水解配方粉好转后，再次添加可疑蛋白症状再现）来明确。

异同		牛奶过敏	乳糖不耐受
相同		胃肠不适：呕吐、腹痛、腹泻等	
不同	原因	儿童消化系统保护屏障、免疫系统未发育成熟	体内乳糖酶数量不足、活性低导致乳糖无法分解
	表现	皮肤：瘙痒、湿疹、唇、舌、面、喉水肿 消化系统：恶心、呕吐、腹痛、腹泻 呼吸系统：流涕、鼻塞、咳嗽、哮喘	胃肠不适为主
	发生率	3% ～ 5%	20% ～ 30%

◎儿童也会得糖尿病吗

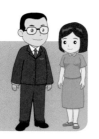

医生，我家孩子最近 2 周喝水多，小便多，吃得多，体重反而明显下降，儿童医院诊断为"糖尿病"，儿童也会得糖尿病吗？一定要打胰岛素吗？

糖尿病是由胰岛素分泌绝对不足或相对缺乏所引起的糖、蛋白质及脂肪代谢紊乱症。临床上可分为：① 1 型糖尿病，② 2 型糖尿病，③ 妊娠期糖尿病，④ 特殊类型糖尿病。90% 以上的儿童糖尿病为 1 型糖尿病。另外一部分是 2 型糖尿病，多见于肥胖的儿童或青少年，这类糖尿病大多数是有家族史的。

因此，儿童也会得糖尿病。家长如果发现小朋友出现多饮、多食、多尿、体重下降的"三多一少"现象，或者严重肥胖、有胰岛素抵抗现象，就要对其进行血糖监测。如发现空腹或餐后两小时血糖异常升高，应及时带孩子就医。

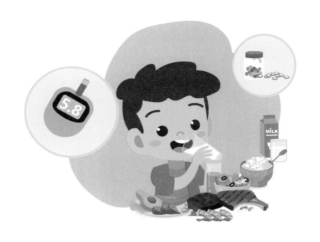

糖尿病的综合防治以"开展健康教育、改变生活方式、调整心态"为前提，以"饮食、运动、药物"等综合治疗为原则。如果您的孩子明确诊断为 1 型糖尿病，需要用胰岛素治疗，可以采用皮下注射或胰岛素泵注射胰岛素，不能单独采用饮食和运动管理的方式治疗。如果诊断为 2 型糖尿病，则除了生活方式干预以外，可以注射胰岛素，也可以口服降糖药，因为 2 型糖尿病的特征是胰岛素抵抗或胰岛素相对缺乏所造成的高血糖，这与 1 型糖尿病的胰岛素绝对缺乏大不相同。建议遵循专业医生指导，开展规范治疗，加强门诊随访。

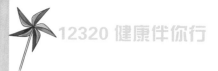

◎ 贫血都需要补铁吗

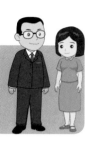

医生，我家宝宝 1 岁体检时查出贫血，买了补铁的药，但宝宝不愿意吃，一定要吃药吗？还有，吃什么食物可以补铁呢？

　　贫血是指外周血中单位容积内的红细胞数或血红蛋白量低于正常值。不同年龄段的宝宝，贫血诊断标准也不一样，世界卫生组织的贫血诊断标准见下表：

世界卫生组织的贫血诊断标准

年龄	贫血诊断标准
新生儿期	血红蛋白 < 145g/L
1 月～4 月	血红蛋白 < 90g/L
4 月～6 月	血红蛋白 < 100g/L
6 月～6 岁	血红蛋白 < 110g/L
7 岁～11 岁	血红蛋白 < 115g/L
12 岁～14 岁	血红蛋白 < 120g/L

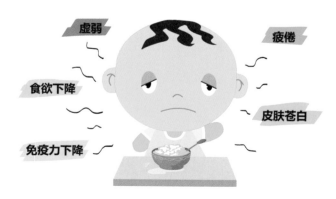

贫血原因分为 3 类：① 红细胞或血红蛋白生成不足（缺铁、维生素 B12、叶酸等原料，骨髓造血功能异常，红细胞生成素不足等）；② 溶血性贫血；③ 失血性贫血。

纠正贫血首先要明确诊断，其次要查明贫血的原因。您宝宝贫血，需要查明原因，听专科医生的指导。如果明确诊断为缺铁性贫血，铁剂是治疗的特效药。同时需要多食用含铁丰富的食物，如蛋黄、瘦肉、猪肝、猪血等，同时多吃富含维生素 C 的蔬菜和水果，有利于铁的吸收。

◎先天性心脏病都要手术吗

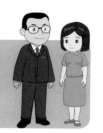

医生，我家宝宝最近感冒咳嗽到医院就诊，听诊发现心脏有杂音，B 超提示先天性心脏病（房间隔缺损），需要手术吗？

先天性心脏病是胚胎期心脏及大血管发育异常所致的先天性畸形，是儿童常见的心脏病。先天性心脏病有多种分类方法，根据左、右两侧及大血管之间有无分流可分三类：① 左向右分流型（潜伏青紫型），② 右向左分流型（青紫型），③ 无分流型（无青紫型）。

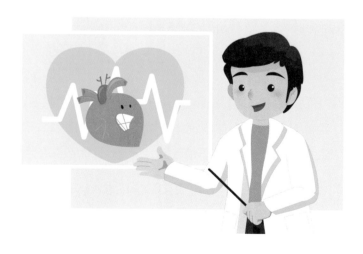

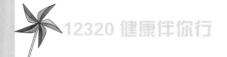

选择何种治疗方法以及手术时机，主要取决于先天性心脏畸形的范围及程度。简单而轻微的畸形，如房间隔缺损、室间隔缺损、单纯肺动脉瓣狭窄、动脉导管未闭等，如缺损直径小，有自然闭合的可能，对血流动力学无明显影响，可以终身不需任何治疗。但缺损或者畸形比较严重的先天性心脏病（如法洛氏四联症、大动脉转位等），需要专科医生评估，在满足手术指征时选择手术或者介入治疗。完全性大动脉转位或左心发育不良综合征，一般在出生后就要尽快手术，否则患儿将无法生存。您宝宝如果是单纯的房间隔缺损，缺损直径小，孩子生长发育正常，可以先观察，定期到专科复查，不一定要进行手术。

◎发生抽搐了，怎么办

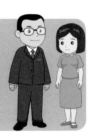

医生，我家宝宝昨天发热，突然抽搐，不到一分钟有所缓解，我们赶紧把孩子送到了医院，今天没有再抽搐。为什么宝宝会抽搐呢？以后如果再抽搐，我们该怎么办呢？

抽搐是脑神经元异常过度、同步化放电活动所造成的一过性临床表现。抽搐的原因有很多，包括脑炎、脑出血、癫痫、热性惊厥、低血糖、低钙血症等。所以孩子发生抽搐，一定要查明原因，对症治疗。

您孩子发热时出现抽搐，抽搐持续时间短且自行缓解，没有反复发作，热性惊厥的可能性大。但是抽搐合并发烧，并不一定就是热性惊厥，也可能是其他严重的疾病，如脑膜炎、脑炎引起的。

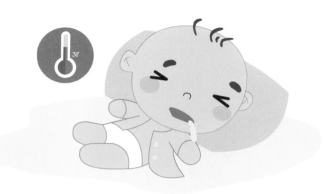

孩子发生抽搐时，如果在医院以外的场所，如家中、路途中，家长一定要保持冷静。做好以下几点：1. 首先要松开衣领，将孩子的头部偏向一侧，防止呕吐物或口腔分泌物误吸而造成窒息，若口腔中有异物（活动的牙套等）则应立即取出。2. 不要按压人中、掐虎口，不要在孩子抽搐期间强制性按压其四肢，保持安静即可。3. 挪除周围尖锐危险物品。4. 仔细观察孩子抽搐时眼睛、脸、四肢的变化，如双侧或仅是单侧抽搐，也需注意抽搐时间的长短。5. 在抽搐时或抽搐后不要马上给孩子喝东西，以免呛到。6. 若是第一次抽搐、抽搐超过十分钟或连续抽搐、神智无法恢复时，应紧急送医，在专科医生指导下查明原因，以便得到有效治疗。

◎肌张力高就是脑瘫吗

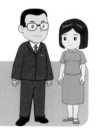

医生，我家宝宝 6 个月大，体检时发现下肢肌张力高，是不是脑瘫啊？怎么才能早期发现脑瘫呢？

肌张力指静息状态下的肌肉紧张度。以触摸肌肉的硬度及伸屈其肢体时感知的阻力来判断。肌张力是维持各种姿势以及正常运动的基础。

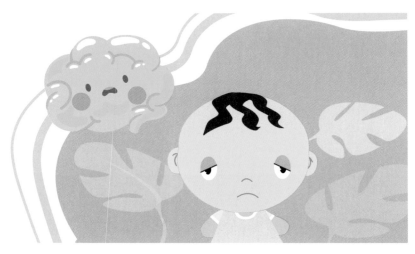

　　小儿肌张力增高是由多种原因引起的，多数为脑损伤所致，常表现为头后仰、角弓反张、飞机手、双手握拳、拇指内扣、尖足、双腿内收交叉呈剪刀状等。

　　肌张力增高的疾病有：先天性的脑部发育异常（包括脑瘫）、脑部病变等。因此，肌张力增高不一定是脑瘫。

　　宝爸宝妈们在家可以观察一下宝宝是否有以下 10 个早期预警信号，如果预警信号提示异常且宝宝有高危因素（早产、新生儿缺血缺氧性脑病、颅内出血、窒息、黄疸、感染、低血糖等），要及时到专业的儿童康复机构就诊评估。

　　1. 婴儿手脚经常"打挺"，异常用力，屈曲或伸直。

　　2. 满月后头老往后仰，竖不起头。

　　3. 三个月还不能抬头。

　　4. 四个月仍手握拳，拇指内扣，贴近手心。

　　5. 五个月手臂不能支撑身体。

　　6. 六个月扶站时脚尖撑地，像跳芭蕾一样。

　　7. 七个月不能发"ba、ma"音。

　　8. 八个月不会独坐。

　　9. 头和手整天频繁抖动、哭闹不安、喂养困难。

　　10. 不能好好地看面前的玩具或对声音反应弱。

◎ 小便红，是得了肾炎吗

孩子的小便是红色的，是得了肾炎吗?

您先不要着急，我们先看一下可能导致小便发红的原因：① 尿液中有血，如泌尿系统（肾、输尿管、膀胱、尿道）疾病、凝血异常等；② 其他原因导致尿液发红，如食物中含色素（如火龙果）、服用某些药物（如利福平）等。

所以小便红不一定是得了肾炎。发现红色尿液后，首先要分清是真性血尿还是假性血尿。有些药物和食物可以引起红色尿，需与真性血尿区别，可以通过化验尿液的方式来确定是不是真性血尿。如果是真性血尿，再进一步查明原因，如肾脏或尿路疾病（炎症、结石、先天畸形、外伤、肿瘤等）、全身性疾病（出血性疾病、结缔组织病、感染性疾病、内分泌代谢病、物理化学因素等）以及邻近器官的疾病（子宫、阴道或直肠的肿瘤等）。

您孩子是不是吃了红心的火龙果啊？您不用着急，带孩子查一下尿常规，就明白了。

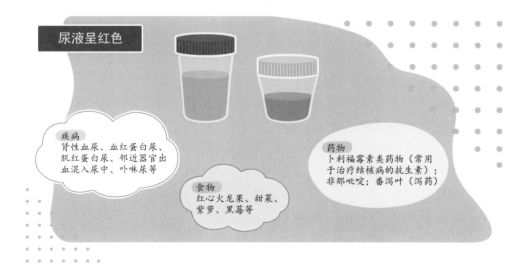

尿液呈红色

疾病
肾性血尿、血红蛋白尿、
肌红蛋白尿、邻近器官出
血混入尿中、卟啉尿等

食物
红心火龙果、甜菜、
紫萝、黑莓等

药物
卜利福霉素类药物（常用
于治疗结核病的抗生素）；
非那吡啶；番泻叶（泻药）

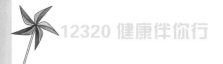
◎别让宝宝的扁桃体轻易"下岗"

孩子的扁桃体经常发炎是什么原因呢？是否可以将扁桃体切除？

扁桃体通常又称腭扁桃体，是一对扁卵圆形的淋巴器官（免疫器官），位于扁桃体窝内（口咽外侧壁、腭咽弓和腭舌弓之间的三角形凹陷处）。

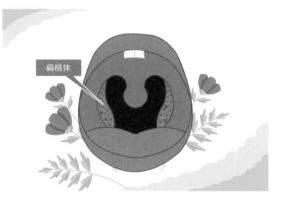

扁桃体

孩子的扁桃体常常发炎，主要是因为：

1. 扁桃体是呼吸道的门户，口鼻的细菌、病毒最先侵犯它。

2. 扁桃体窝最易积存细菌和代谢产物，只要湿度和温度适宜，就容易被感染。

3. 扁桃体小窝形成了小窝上皮细网化，而成为机体与病原体和毒素斗争的场所。

4. 因扁桃体上有许多较深的小窝，病原体隐藏较深，无论是口服用药还是静脉给药，病灶都难以彻底清除；再加之孩子的免疫系统尚不健全，因此，易受病原体的反复侵袭而使得炎症反复发作。

扁桃体是人体免疫系统的一道大门，当有细菌或病毒通过呼吸道侵犯人体时，它会与病毒和细菌展开搏斗，最终保护人体免受病原体侵袭。对于年幼的孩子来说，这种保护作用更加明显。切除扁桃体会让机体失去呼吸道的屏障，甚至会影响整个免疫系统，因此不建议轻易切除。但对有并发严重全身疾病的儿童，也不排除手术治疗。

◎身上出疹子，是得水痘了吗

宝宝身上出了好多红色的疹子，还痒，是得了水痘吗?

以出疹子为症状的疾病有很多种，比如：麻疹、手足口病、猩红热、水痘、幼儿急疹等，这些疾病的皮疹表现各有特点。

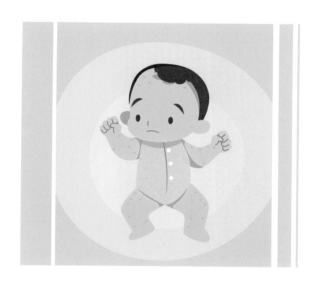

水痘是由水痘－带状疱疹病毒初次感染引起的急性传染病，主要发生在婴幼儿和学龄前儿童，以发热及皮肤和黏膜成批出现周身性红色斑丘疹、疱疹、痂疹为特征，皮疹呈向心性分布，主要发生在胸、腹、背部，四肢很少出现。冬春两季多发，水痘患者是唯一的传染源，其传染力强，直接接触或呼吸道飞沫吸入均可传染。该病为自限性疾病，皮疹一般不留瘢痕。

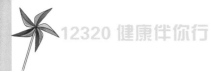
◎关节痛是生长痛吗

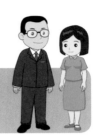

医生，我家孩子今年 10 岁，最近夜里经常喊腿疼，不知道是生长痛还是关节痛？

关节疼痛种类繁多，牵涉范围非常广泛，比如：感染性关节炎、风湿性关节炎、肿瘤侵犯等。通常，关节局部可能会有特殊的表现（如红、肿、热、痛），少数无特殊表现。

生长痛是指儿童的膝关节周围或小腿前侧疼痛，这些部位没有任何外伤史，活动也正常，局部组织无红肿、压痛。经过检查，在排除其他疾病的可能性后，可考虑生长痛。

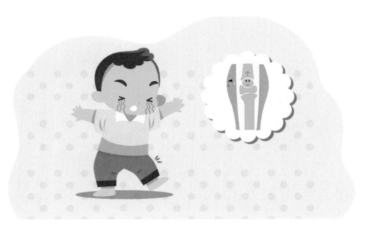

生长痛大多是因儿童活动量相对较大、长骨生长较快、与局部肌肉和筋腱的生长发育不协调等而导致的生理性疼痛。临床表现多为下肢肌肉疼痛，且多发生于夜间。

生长痛的发生多是断断续续的，如果患儿的疼痛是持续性的，很有可能是其他疾病造成的，以下几种疾病很容易被误认为生长痛，如骨折、恶性骨瘤、儿童白血病、青少年关节炎、骨髓炎等。

生长痛一般不需要特殊治疗。疼痛发作时最有效的处理方法是转移孩子的注意力，局部按摩、热敷，减少剧烈运动，提供充足的钙质、蛋白质，还有富含维生素 C 的蔬菜和水果。

◎脸上的白斑是"蛔虫斑"吗

宝宝脸上长了白斑，是不是"蛔虫斑"，需要不需要打虫呢？

面部白斑是一种皮肤科比较常见的色素减退或色素脱失的临床体征。有多种疾病会引起面部白斑，如：白色糠疹、白癜风、炎症后色素减退或脱失、贫血痣、无色素痣、"蛔虫斑"等。

最常见的是白色糠疹，又称为单纯糠疹，病因不明，阳光暴晒、营养不均衡、维生素缺乏、皮肤干燥等因素可诱发该病。但现有证据不能证明与蛔虫等肠道寄生虫感染有关。

白色糠疹多发于儿童，皮肤较黑者多见。在孩子的眼周、脸颊、颈部等地方长出椭圆形的斑块，表面可出现脱屑情况，也可出现轻微水肿。本病多在春季起病，夏季加重，秋季消退。

白色糠疹是一种自限性疾病，家长不必太过担心，切忌随意吃打虫药。可以给孩子服用复合维生素 B、面部涂抹温和无刺激的保湿润肤乳。

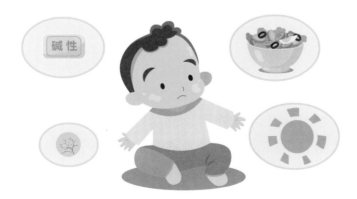

面部白斑的原因有很多，而且现今社会的生活环境和卫生条件都有了很大改善，受寄生虫感染的孩子明显减少，所以孩子脸上的白斑一般不是"蛔虫斑"。如果孩子平时喜欢在地上玩耍，会喝生水，家长可带孩子到医院就诊，化验大便，判断有无寄生虫感染。

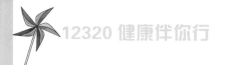

◎结核菌素试验阳性，有传染性吗

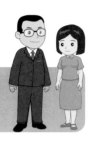

医生，孩子最近 3 个月反复发热、咳嗽，结核菌素试验阳性，是感染了肺结核吗，有传染性吗？

结核菌素试验又称作 PPD 试验，是指通过皮内注射结核菌素，并根据注射部位的皮肤状况判断结核杆菌感染所致Ⅳ型超敏反应的皮内试验。该试验对诊断结核病和测定机体非特异性细胞免疫功能有参考意义。

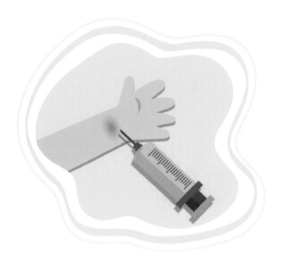

结核菌素为结核菌的纯蛋白衍生物（简称 PPD），人体接种卡介苗或感染结核菌一段时间后，结核菌素试验可显示阳性（即皮试处会出现大小不等的硬结）。根据硬结的大小可分为不同的阳性程度（＋～＋＋＋＋）。接种过卡介苗的正常人群，硬结大小一般为 5～9mm（阳性＋），超过这个范围则要考虑与结核菌感染有关。

PPD 试验阳性时，如果排除了卡介苗接种后反应，也并不能等同于肺结核。很多患儿并没有活动性结核病的临床证据，X 线胸片也无异常，考虑潜伏结核感染。此时并无结核分枝杆菌排出体外，故潜伏结核感染是没有传染性的。结核分枝杆菌痰涂片阳性的肺结核患者才具有传染性。

4. 预防意外

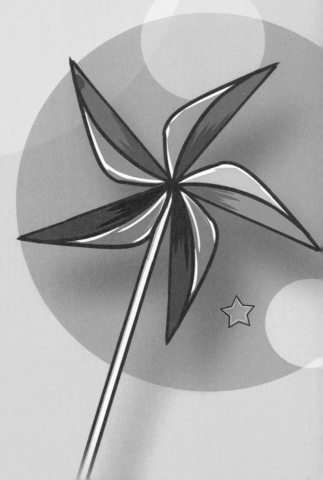

家有"神兽"，严防意外

◎孩子误吞硬币，一定要做胃镜肠镜吗

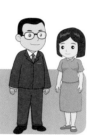

医生，我家孩子误吞了一枚一元硬币，一定要做胃镜肠镜取出来吗？

首先要确定硬币的位置，金属的异物可以通过X线摄片来确定，如果硬币在食道的中上段，需要到耳鼻喉科或者消化科就诊，在内镜下取出，在这过程中注意不要剧烈活动，以防止硬币返回到食道入口，堵塞气道，引起窒息。如果硬币在食道下段或者已经到胃里，自行排出的可能性较大，暂时不需要胃镜取出，可以观察2～3天。

观察孩子的反应，如果孩子出现恶心、流口水、嗓子痛、不能进食、腹痛、呕吐等情况，就需要立即就诊。

观察硬币有无排出，如果2～3天硬币仍未排出体外，或者X线显示硬币无明显运动，则需进一步处理。

总之，归纳为八字原则：不急则等，急则胃镜。

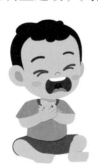

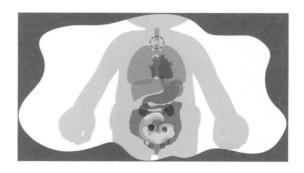

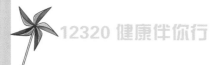

◎误吸果冻到气管，出现呼吸困难，怎么办

孩子误吸果冻到气管，出现呼吸困难，怎么办呢?

一旦孩子误吸果冻到气管，注意孩子有没有突然不能说话、呛咳、呼吸困难、嘴唇发紫等现象，如有上述现象说明果冻进入了气管，发生了气道异物梗阻，需要立即现场紧急处理，并拨打 120 求救。气道不完全阻塞表现为剧烈咳嗽、咳嗽间隙有哮鸣音、气喘、呼吸困难、面色青紫；气道完全阻塞表现为面色灰暗、不能说话和咳嗽、不能呼吸、失去知觉。如果情况紧急，可尝试使用海姆立克法帮助孩子排出果冻。

海姆立克急救法：

1. 拍背压胸法（适用于不满 1 岁的婴儿）：

步骤一：应先将婴儿面朝下放置在手臂上，手臂贴着前胸，大拇指和其余四指分别卡在下颌骨位置。婴儿头部要保持在胸部水平或低于胸部水平，充分利用重力使异物驱出体外。另一只手在婴儿背上两侧肩胛骨中间拍 5 次。然后观察果冻有没有被吐出，如果口腔里有，帮助孩子清理口腔里的果冻；如果没有吐出，继续步骤二。

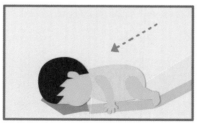
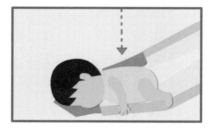
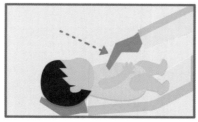
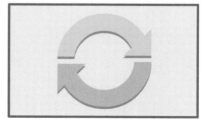

步骤二：如果没有吐出，立刻将婴儿翻过来，头低脚高，面对面放置在大腿上。一手固定在婴儿头颈位置，一手伸出食指和中指，快速压迫婴儿两乳头连线中点下方，重复5次之后将孩子翻过来重复步骤一。直至将果冻排出为止。

2. 腹部冲击法（适用于1岁以上的幼儿）：

站在孩子身后，一手握拳，拳心向内按压于肚脐上方三横指处，另一手成掌按在拳头之上，双手有节奏、有力地向内向上急速挤压5次。

在孩子神志清楚、反应好的情况下，家长可尝试背部叩击法与海姆立克法交替使用，帮助孩子排出果冻。

预防：不建议给3岁以下的孩子食用果冻、干果、花生等容易呛咳的食物。孩子哭闹的时候不要强行喂食物，孩子吃东西的时候也不要与孩子逗笑。

一旦海姆立克急救法失败，孩子心跳呼吸停止，就要马上进行心肺复苏。

◎孩子溺水，第一时间应该怎么救治

孩子如果不慎溺水，第一时间应该怎么救治呢？

溺水，又称淹溺，指人淹没水中，由呼吸道被外物堵塞（湿性溺水70%～80%），或喉头、气管发生反射性痉挛（干性溺水10%～20%），而引起窒息和缺氧，甚至造成呼吸停止和心脏停搏而死亡。溺水致死的原因：大量水、泥沙进入口鼻、气管和肺，阻塞呼吸道，引起窒息；惊恐、寒冷使喉头痉挛，造成呼吸道梗阻而引起窒息。

孩子溺水了，应该第一时间这样救治：

1. 尽快脱离危险水域，迅速将孩子从水中救出。可将救生圈、竹竿、木板等抛给溺水者，再将其拖至岸边。如果没有救护器材，会游泳者可以入水直接救护。接近溺水者时要转动他的髋部，使其背向自己，然后拖运。拖运时通常采用侧泳或仰泳拖运法。

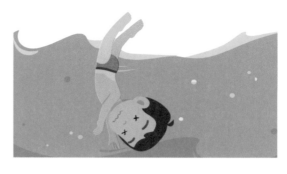

2. 清除孩子口咽部、鼻腔内的泥沙、树叶等污物，保持呼吸道的通畅，松解衣领、纽扣、腰带、背带等，同时注意保暖。

3. 对于呼吸已停止的孩子，要立即进行人工呼吸。如果呼吸和心跳均已停止，应立即进行人工呼吸和胸外心脏按压。经短期抢救，呼吸、心跳不恢复者不可轻易放弃，至少应坚持 3 ~ 4 小时，转送医院途中也应继续进行抢救。溺水者在现场很快抢救成功，也要送往医院，以防肺部感染和其他并发症。

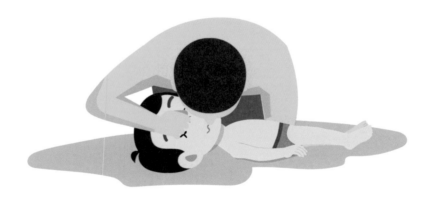

溺水的预防：

1. 教育孩子不要私自外出游泳，尤其是单独外出游泳，不要到不熟悉的水域游泳。

2. 游泳训练时，要严密组织，科学训练。游泳前应做好充分的准备活动，避免突然接触冷水，不要在身体状况不佳的情况下游泳。

3. 教育孩子如果看到同伴落水，自己没有救助能力时，应该大声呼救，寻求大人的帮助，不能自行下水施救。

4. 教育孩子不要独自或在没有家长看护的情况下到水边玩耍。

◎开水烫伤了，可以涂抹酱油、牙膏吗

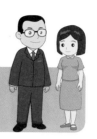

医生，我家宝宝不小心被开水烫伤了，听邻居奶奶说可以抹点酱油、牙膏来治疗，这样做可以吗？

日常生活中，孩子被开水烫伤的意外较常见，尤其是夏天，如热水瓶爆破或被打翻，冲开水时发生碰撞，孩子在厨房里玩耍打翻沸水，或孩子在洗澡时误入未调温的热水浴盆，甚至是在高压锅烧煮米粥或绿豆汤时因气阀失灵而造成严重的面部蒸汽烫伤等。万一发生这些烫伤，首先不要惊慌，不要急于脱掉贴身衣物诸如汗衫之类的，也不要抹酱油、牙膏等物，记住五个字：冲、剪、泡、盖、送。

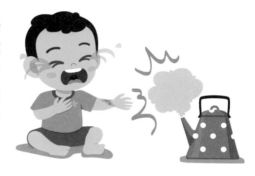

冲：应立即用冷水冲洗。冷水冲洗的目的是中和余热、止痛、减少渗出和肿胀，从而避免或减少水泡形成，尽可能地减轻损伤。需要"立即"冲洗，越快越好，用流动的清水冲洗，10℃左右的清水即可，水温不要太低以免冻伤。冲洗30分钟以上，如额面部等地方不方便冲洗，可用毛巾包裹冰块，轮流进行冰敷。

剪：若烫伤处有衣服覆盖，在30分钟以上流水的冲洗下，衣服已与伤口分离。不要生拉硬拽，以免撕破烫伤后形成的水泡，而应用剪刀轻轻将表面的衣物剪开即可。特别提醒：不要自行在冲洗后的创面上涂抹药物和其他物品，比如酱油、牙膏、香油等。

泡：若烫伤处位于手脚、四肢，且面积较小，家长可再次将患处泡在冷水里继续降温（冲、泡总时间应维持在60分钟以上）。

盖：目的是防止创面被二次污染，而不是起包裹、按压的作用。因此，只要用干净的、薄的布稍微遮盖即可，常选用干净的薄毛巾。

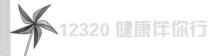

送：立即将孩子送往就近的医院处理伤口。烫伤面积在5%以上（超过孩子5个手掌面积）的严重烫伤患儿，在送往医院途中应平卧，不要直立抱着，可以给患儿喝些淡盐水，防止脱水。

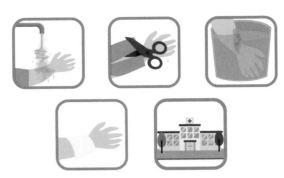

另外，还要做好预防措施，在家中应避免让孩子进厨房，使其远离油锅、汤锅、热水瓶等；在孩子洗澡时，应倒入冷水再缓慢加入热水，用手腕试水的温度。

◎误服药物，要洗胃吗

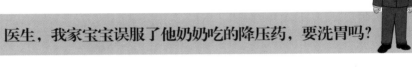

医生，我家宝宝误服了他奶奶吃的降压药，要洗胃吗？

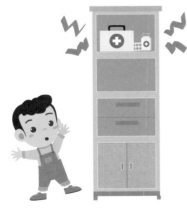

如果误服少量降压药，通常不会引起较为严重的后果，而且有些降压药对于正常血压者不会产生持续降低血压的作用，不用过分紧张，可以喝温开水促进排泄，减轻药物对身体的副作用。

如果服用的降压药剂量过大，很有可能会出现血压持续下降的情况，甚至可能引起休克、肾功能损害等严重的情况，需及时到医院洗胃甚至做血液净化治疗。需要指出的是，发现孩子误服药物后，应带上药品，尽快把孩子送到医院，由医生进行专业处理。

预防是关键，平时家里的各种药物都需要妥善保管，放在孩子够不到的地方或者带锁的抽屉里。

◎夏天户外活动，中暑了怎么办

孩子喜欢在户外玩，夏天天气热，中暑了怎么办？

孩子在夏天应该避免长时间户外活动，活动时需要做好防暑降温措施，家长尤其需要注意不能把孩子单独留在汽车里。

如果出现中暑，应该及时救治，治疗的基本原则是降低核心温度和防止脏器功能衰竭。当孩子出现轻微中暑症状时，首先要脱离高温环境，移至通风阴凉处，将孩子平卧并且去掉全身衣服，抬高双腿，增加脑部血液供应。用凉水喷洒或者用湿毛巾擦拭孩子全身，扇风加快散热，注意不要使用冰水或冰块使体温剧降。加强体温测量，并尽快送医院治疗。到了医院，医生会进一步采取降温措施，可以用冰帽、冰毯、冰袋等冷疗法调节体温。体外降温无效的情况下，可以用4℃的盐水灌肠，严重时可能需要血液透析治疗，同时还需要采取补充水电解质、降颅压、预防抽搐等保护器官功能的治疗手段。

◎被小猫小狗抓伤，一定要打狂犬病疫苗吗

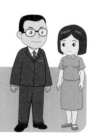

医生，我家孩子的手被小猫抓伤了，不过没有出血，一定要打狂犬病疫苗吗？

如果接触或喂养小猫小狗等动物，完好的皮肤被舔，或者完好的皮肤接触了狂犬病动物的分泌物和排泄物，及时流动水清洗相关部位即可，不需要接种狂犬病疫苗。如果裸露的皮肤被轻咬或轻抓，出现轻微损伤但没

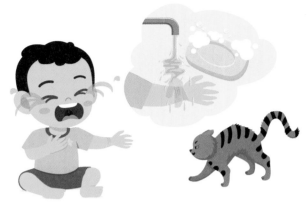

有出血，除了有效清洗相关部位（流动清水冲洗伤口，用肥皂水或弱碱性清洁剂清洗伤口，然后涂上碘酒消毒）外，还需要接种狂犬病疫苗。如果出现以下情况：单处或多处贯穿性皮肤咬伤或抓伤，破损的皮肤被舔，开放性伤口或黏膜被小猫小狗分泌物、排泄物污染，则除了要对伤口及时进行有效清洗处理外，还要接种狂犬病疫苗和注射狂犬病被动免疫制剂。

　　一般情况下，如果咬人的动物是家养的，按时进行过正规疫苗接种，且从来没有出过门，没有和其他动物接触过，这种得狂犬病的可能性是极低的。但是如果被不明来历的猫或狗咬伤或抓伤，一定要及时处理，必要时打狂犬病疫苗和注射被动免疫制剂。

接触方式	伤口处理	接种人用狂犬病疫苗	注射狂犬病被动免疫制剂
1. 接触或喂养动物	清洗相关部位	不需要	不需要
2. 完好的皮肤被舔			
3. 完好的皮肤接触狂犬病动物或狂犬病病例的分泌物、排泄物			
4. 裸露的皮肤被轻咬	需要	需要	不需要
5. 无出血的轻微抓伤或擦伤			
6. 单处或多处贯穿性皮肤咬伤或抓伤	需要	需要	需要
7. 破损皮肤被舔			
8. 开放性伤口或黏膜被污染			

◎孩子为什么容易脱臼

孩子肘关节经常脱臼，这是为什么呢?

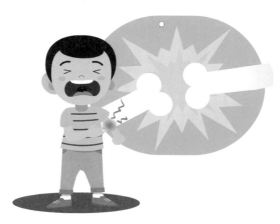

小孩常见的脱臼是肘关节脱位，常见于学龄前儿童，通常是牵拉导致的，严重时会合并骨折，比如孟氏骨折。

容易发生脱臼与孩子的骨头解剖有关。小孩的桡骨头角度、弧度和成人不一样，轻轻地一牵拉，小孩就说胳膊不能动、胳膊抬不起来，这种就叫牵拉肘，通常又叫桡骨小头半脱位。这种情况拍片可能不明显，但是有经验的医生可以轻松地进行复位，小孩症状立马缓解，疼痛消失。需要注意的是，少部分这种孩子，会反复脱位形成习惯，使得轻轻一牵拉就会脱位，不过随着年龄的增长，这种情况会逐渐好转。

◎骨折都要打石膏吗

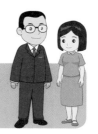

医生，我家孩子不小心摔了一跤，手撑地，上臂骨折了，是不是要打石膏啊?

骨折不一定都要打石膏。根据骨折类型不同，可以采用打石膏、牵引、夹板固定、手术固定等治疗方式。

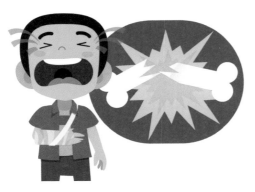

打石膏治疗：一般用于四肢稳定骨折复位后，可根据肢体的形状进行塑形。打石膏的优势是固定可靠、简单方便、便于运送。缺点是石膏较重、透气性差、跨关节固定易引起关节僵硬。一部分手术固定的孩子，为了加强固定效果、矫正术后畸形、维持特定位置，也可以打石膏固定。

牵引治疗：利用持续、适当的牵引力作用，通过反作用力达到缓解软组织紧张、骨折复位固定、矫正畸形、减轻疼痛的作用。一般用于长骨不稳定骨折、易移位骨折。

夹板固定：夹板固定一般不跨关节，既能维持骨折复位，又能预防关节肌肉萎缩、僵硬。一般用于四肢管状骨闭合骨折、稳定骨折。

手术治疗：对于不稳定骨折、难以手法复位固定的骨折，可采取手术复位内固定或外固定。其优势是可达到解剖复位，缩短病程。

◎孩子从床上跌落，要到医院做 CT 吗

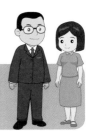

医生，我家孩子不小心从床上跌落，头着地，一直在哭，要到医院做 CT 吗？

孩子从床上摔下来要不要到医院做 CT，需要视情况而定。那怎么判断呢？一般从皮肤情况、精神状态、食欲情况、肢体活动情况这几个方面去观察。

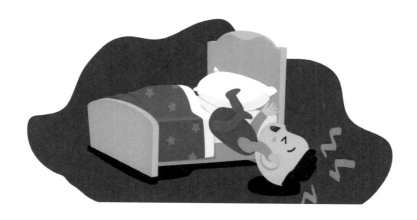

皮肤情况：要注意看皮肤有没有明显的肿块或者出血，如果有明显的肿块，可能皮内出血量较大，应该及时带孩子到医院就医。如果只是一点点肿胀，没有明显的出血，可以继续观察48～72小时。

精神状态：精神状态一般能反映孩子病情是否严重，如果从床上摔下后短时间内哭闹，不久就恢复正常，一般无大碍。如果长时间哭闹不止、异常烦躁，甚至出现嗜睡、昏睡、昏迷等情况，就需要警惕颅内出血。这种情况下应及时带孩子到医院就诊，由医生根据病情决定是否进行CT检查。

食欲情况：孩子从床上跌落，尤其是头部直接着地，容易引起颅内出血，如果出现恶心、呕吐、食欲不好、拒绝进食、进食后呕吐等情况，需要及时带孩子到医院就诊，这种情况需要做CT辅助诊断。

如果食欲和精神都正常，且无明显外伤，则可以继续观察。有一小部分颅内出血，可能一开始量比较小，需要较长时间才会出现出血量增多的情况，症状出现晚，所以需要持续观察孩子的精神状态和食欲，如果孩子出现了异常状态，还是需要及时就医。

肢体活动：如果四肢关节活动正常，活动手臂、小腿有正常的生理弯曲，且活动时没有哭闹，一般没有大碍。如果孩子不敢动、不敢走路、不敢活动四肢，或者稍微一动四肢就感觉疼痛，出现哭闹，就需要及时到医院检查。

如果孩子从床上跌落后，家长比较担心，且无法自行判断孩子情况是否正常，都应及时送医，根据医生的建议进行相关的检查，比如拍片、做CT等。